Margrit-Ann Geibel (Hrsg.)

Orale Medizin

Band 2: Wenn Hunde und Pferde heilen dürfen

Tiergestützte Therapie in der Zahnmedizin

Margrit-Ann Geibel (Hrsg.)

Orale Medizin

Band 2: Wenn Hunde und Pferde heilen dürfen

Tiergestützte Therapie in der Zahnmedizin

lehmanns media

Impressum

Bibliografische Information der Deutschen Nationalbibliothek
Die Deutsche Nationalbibliothek verzeichnet diese Publikation in der Deutschen Nationalbibliografie; detaillierte bibliografische Angaben sind im Internet unter `http://www.dnb.de` abrufbar.

Helmholtzstr. 2–9
10587 Berlin
verlag@lehmanns.de
Umschlaggestaltung: Jasmin Plawicki, Berlin
Satz & Layout: LaTeX(Libertinus) Volker Thurner, Berlin
Druck und Bindung: Flyeralarm, Würzburg

ISBN 978-3-96543-615-2 www.lehmanns.de

Inhaltsverzeichnis

Beitragende

- Prim. Assoc. Prof. Prov. Doz. Dr. Martin Aigner
- Prof. Dr. med. dent. Dr. phil. Margrit-Ann Geibel, MME
- Dr. med. dent. Laurenz Götz
- Dr. med. dent. Philipp Hommel
- Dr. med. dent. Lisa Maria Raffelsberger
- PD Dr. med. habil. Andreas Schwarzkopf
- Dr. med. dent. Philipp Umstätter
- B.Sc. Veronika Viethen
- Prof. Dr. biol. hum. Steffen Walter

Vorwort

Martin Aigner

Vom Mental zum Dental

Mental und Dental unterscheiden sich nur in einem Buchstaben – und doch scheinen Psychiatrie und Zahnheilkunde weit entfernt zu sein. Im lebendigen Körper, dem Leib, sind sie verbunden.

Kontakt zum Lebendigen – Der Leib als Brücke zwischen Evolution, Heilkunst und Tiergestützter Therapie

Der menschliche Leib ist nicht nur ein funktionales System, sondern eine gelebte Verbindung von biologischer Evolution, persönlicher Erfahrung und sozialem Miteinander.

Vom ersten Lebewesen mit einer Mundöffnung – ob im Entwicklungszweig der Protostomier oder Deuterostomier – bis hin zur hochkomplexen oralen Anatomie des modernen Menschen spannt sich ein Bogen, in dem Nahrung, Kommunikation und Beziehung über den Mund vermittelt werden.

Stress als Störung des leiblichen Gleichgewichts

Das „unerbittliche Belastungsrad" der modernen Gesellschaft wirkt auf diesen Leib – und zwar geschlechtsspezifisch unterschiedlich. Stress beeinflusst nicht nur Herz-Kreislauf- und Stoffwechselprozesse, sondern zeigt sich in orofazialen Symptomen: Bruxismus, CMD, Spannungsschmerzen. Die Sprache des Körpers wird hier zur „stummen" Kommunikation der Überlastung.

Wenn wir den Leib nicht bloß als physische Gestalt verstehen, sondern als das, was wir in der Gegend unseres Körpers spüren, wird deutlich: Ein einzelner schmerzender Zahn kann den ganzen Leib einnehmen.

Solange er gesund ist, verschwindet er im Hintergrund unserer Selbstwahrnehmung – doch im Schmerz tritt er in den Vordergrund und dominiert unser Empfinden.

In diesem Moment sind wir „ganz Zahn". Dieses Phänomen zeigt, wie eng das stomatognathe System mit dem gesamten leiblichen Befinden verwoben ist.

Burnout und „Infarkt der Seele" im Heilberuf

In Heil- und Helferberufen – ob in der Zahnmedizin oder anderen medizinischen Disziplinen – akkumuliert sich Stress in einer Weise, die nicht nur physiologisch, sondern tief leiblich wirkt. Der Mund als Eingang für Nahrung und Ausgang für Sprache wird so zum Tor für psychosomatische Spannungen.

Tiergestützte Therapie als Rückverbindung zum Lebendigen

Hier öffnet sich der Raum für tiergestützte Interventionen: Der Therapiehund oder das Therapiepferd bringen eine unmittelbare, nicht-sprachliche Resonanz in die Begegnung mit dem Patienten. Das Lebendige reagiert auf das Lebendige – der Leib wird wieder in einen Dialog eingebunden, der jenseits rein technischer oder pharmakologischer Medizin liegt:

- In der Kinder- und Jugendzahnmedizin wirken Hunde als Stresspuffer, verbessern Compliance und fördern angstfreie Begegnungen mit dem Behandler.
- Das Pferd kann über rhythmische, feine Bewegungsimpulse eine Tiefenentspannung der Kaumuskulatur auslösen – ein direkter Effekt auf den stomatognathen Apparat.

Gerade hier zeigt sich eine besondere Qualität der tiergestützten Therapie: Sie kann den von Schmerz oder Stress „übernommenen" Leib neu besetzen – mit Aufmerksamkeit, Wärme und lebendiger Begegnung.

Der Fokus verschiebt sich vom Symptom zurück zum gesamten, atmenden, fühlenden Menschen.

Mensch, Tier und Umwelt im harmonischen Dreiklang

Das gelingende Miteinander erfordert Tierschutz, Hygieneregeln und die Anerkennung des Tieres als Partner, nicht als „Instrument“. Die Hygienestandards in D-A-CH setzen dabei den rechtlichen Rahmen, ohne die Beziehungsebene zu zerstören.

Der Leib im Spannungsfeld von Natur und Kultur

Der Leib – mit seiner stammesgeschichtlich alten Mundöffnung – ist ein Resonanzraum für biologische Rhythmen, emotionale Zustände und soziale Begegnungen.

Tiergestützte Therapie wirkt hier nicht nur symptomatisch, sondern stellt eine Rückbindung an den evolutionären Ursprung her: Kontakt zu einem anderen Lebewesen bedeutet Kontakt zu sich selbst.

Das Buch spannt einen ganzheitlichen Bogen der auf fundierten wissenschaftlichen Erkenntnissen aufbaut, das dental und mental zu einem Ganzen vereint.

Prim. Assoc. Prof. PD Dr. Martin Aigner
Klinische Abteilung für Psychiatrie und psychotherapeutische Medizin
(Universitätsklinikum Tulln)

Kapitel 1

Einführung in die Thematik

Margrit-Ann Geibel

Die positive Auswirkung Tiergestützter Therapie (TGT) ist vielfach belegt.

Dazu einige Beispiele: Keiner Geringeren als Florence Nightingale (1820–1910) wird das Zitat zugeschrieben: „A small pet is often an excellent companion for the sick, for long chronic cases especially“. Bereits 1792 sind in den USA von den Quäkern mit Erfolg Farmtiere bei Patienten in der Psychiatrie eingesetzt worden. 1919 setzt das US-amerikanische Heer zur Behandlung psychisch erkrankter Soldaten in Militärkrankenhäusern Hunde ein. Ein prominentes Beispiel aus der Medizingeschichte hat auch Sigmund Freud der Nachwelt hinterlassen, als er ab 1932 seine Chow-Chow-Dame Jofie regelmäßig in Therapiesitzungen mitnimmt mit der schlüssigen Begründung, die Anwesenheit des Hundes wirke beruhigend auf seine Patienten ein.

Das vorliegende Buch fächert ein möglichst breites Wissensspektrum über Möglichkeiten und Einsatz der Tiergestützten Medizin auf und erweitert die derzeit noch ausbaufähige Studien-Vergleichbarkeit um den vielversprechenden Bereich der Zahnmedizin.

Der Einsatz von Hund und Pferd im Bereich der Human- wie Zahnmedizin wird auf seine mögliche Wirksamkeit hin untersucht. Dabei ist die eigene Gesundheit des zahnärztlichen Behandler-Teams ebenso im Fokus wie die Stressforschung allgemein und die Auswirkung von Stress in Beruf und Studium speziell. Ein Aspekt, der bis dato beim Einsatz der tiergestützten Therapie im medizinischen Bereich eher „nebenbei“

erwähnt und nicht ausreichend erforscht worden, allerdings von extremer Bedeutung für die erfolgreiche Behandlung von Patienten ist. Fußt er doch auf dem „Genfer Gelöbnis“ (Eid des Hippokrates):

> i
>
> „Ich werde auf meine eigene Gesundheit, mein Wohlergehen und meine Fähigkeiten achten, um eine Behandlung auf höchstem Niveau leisten zu können“
>
> (aus der offiziellen deutschen Übersetzung der Deklaration von Genf, autorisiert durch den Weltärztebund).

- Welche Ansätze sind sinnvoll für die Erforschung der Auswirkungen von Angst und Stress auf die Patientenbehandlung, aber auch im Rahmen der universitären Lehre?
- Welche Unterstützung kann eine tiergestützte Therapie mit Hund oder Pferd bei der Patientenbehandlung und in der universitären Lehre leisten?

Die bisherigen wissenschaftlicher Studien und Forschungsergebnisse sind vielversprechend und werden von meinen Forschungen und Pilotprojekten bestätigt. Während die Wirkungsbreite auf die menschliche Gesundheit in einschlägigen Bereichen bereits hinreichend belegt ist, lässt die Forschungslage allerdings noch „Luft nach oben“. Vor allem was die Berücksichtigung der zunehmenden Stressbelastung auf Behandlerteam und die Patienten, aber auch die Studierenden und vor allem das Tierwohl anbetrifft.

Kapitel 2

Der unerbittliche Belastungs-Motor des modernen Lebens: Stress als geschlechtsspezifischer Entstehungsfaktor für multifaktorielle Erkrankungen

Laurenz Götz, Margrit-Ann Geibel

Stress gehört zu den zentralen Belastungsfaktoren des modernen Lebens und wirkt sich auf vielfältige Weise auf den menschlichen Körper aus. Dabei unterscheiden Fachleute zwischen chronischem Stress, der entsteht, wenn sich Belastungen dauerhaft oder immer wieder einstellen, und oxidativem Stress, der auf ein Ungleichgewicht zwischen schädlichen freien Radikalen und schützenden Antioxidantien im Körper zurückzuführen ist. Obwohl beide Prozesse unterschiedliche Mechanismen besitzen, sind sie eng miteinander verbunden und verstärken sich gegenseitig. Chronischer Stress führt über die Aktivierung der HPA-Achse zu einer dauerhaften Ausschüttung von Cortisol, was zahlreiche negative Folgen wie Stoffwechselstörungen, eine Schwächung des Immunsystems und psychische Erkrankungen nach sich ziehen kann [1]. Oxidativer Stress wiederum kann Zellschäden verursachen und spielt eine wichtige Rolle bei der Entstehung von Arteriosklerose, Krebs und neurodegenerativen Erkrankungen.

Neben diesen biologischen Prozessen zeigen sich geschlechtsspezifische Unterschiede in der Stressbewältigung. Frauen und Männer reagieren unterschiedlich auf Stressreize, sowohl hormonell als auch im Verhalten. Frauen neigen dazu, sich emotional auszutauschen und soziale Unterstützung zu suchen, während Männer eher problemorientiert vorgehen und Stress oft internalisieren.

Diese Unterschiede können langfristige gesundheitliche Folgen haben, insbesondere im Hinblick auf Herz-Kreislauf-Erkrankungen, psychische Störungen und weitere chronische Erkrankungen. „Gender Dentistry, Stress als Entstehungsfaktor für Osteoporose“ [2] beleuchtet die Mechanismen von chronischem und oxidativem Stress sowie die geschlechtsspezifischen Unterschiede in der Stressreaktion und ihre möglichen Auswirkungen auf die Gesundheit [3].

2.1 Chronischer und Oxidativer Stress

Chronischer Stress und oxidativer Stress sind zwei unterschiedliche Prozesse, die dennoch miteinander verbunden sind und beide erhebliche Auswirkung auf die menschliche Gesundheit haben können. Beide Stressarten haben unterschiedliche biologische Wirkmechanismen, die sich aber im Zusammenhang negativ verstärken können.

2.1.1 Chronischer Stress

Bei langanhaltendem Stress kommt es zu einer Erhöhung des Cortisolspiegels im Körper, die unter anderem auf die Aktivierung der Hypothalamus-Hypophysen-Nebennierenrinden-Achse, kurz HPA-Achse oder HHN-Achse, zurückzuführen ist. Dieses System beschreibt einen komplexen endokrinologischen Regelkreis, welcher zahlreiche physiologische Prozesse im Körper reguliert und eine zentrale Rolle im Körper bei der Stressreaktion spielt. Der Regelkreis setzt sich aus folgenden Elementen zusammen:

- Der Hypothalamus, als oberstes Regulationszentrum für alle vegetativen und endokrinen Vorgänge, reagiert auf den Stressreiz mit der Freisetzung von CRH (Corticotropin-Releasing-Hormon).
- Das im Hypothalamus freigesetzte CRH gelangt über des hypophysäre Pfortadersystem zur Hypophyse. Dort stimuliert es die Ausschüttung von Adrencorticotropin (ACTH).
- Das in der Hypophyse freigesetzte ACTH gelangt über den Blutweg zur Nebennierenrinde, wo es die Biosynthese von Kortikosteroiden wie Cortisol aus Cholesterin anregt.

Über die Wirkung von Cortisol hinaus interagiert das Cortisol im Regelkreis der HPA-Achse ebenfalls mit Rezeptoren im Gehirn. Dort drosseln sie über eine negative Rückkopplung die Ausschüttung von CRH im Hypothalamus. Diese negative Rückkopplung hilft der HPA-Achse wieder in den Normalzustand zu kommen [1].

Handelt es sich um einen langanhaltenden Stresszustand und der Cortisolspiegel bleibt über einen langen Zeitraum erhöht, kann diese eine erhebliche Reihe an physiologische- als auch psychologische Folgen haben.

1. Stoffwechselveränderungen
   - Aufgrund der Gluconeogenese Eigenschaften von Cortisol kann der Blutzuckerspiegel erhöht werden, was langfristig zu einer Insulinresistenz als auch zu Diabetes führen kann.
   - Cortisol kann die Speicherung von Fett insbesondere im Bauchbereich (Viszeralfett) begünstigen [4].
2. Schwächung des Immunsystems
   - Cortisol hat eine immunsuppressive Wirkung, d. h. die Immunantwort ist herabgesetzt. Die Anfälligkeit für Krankheiten und Infektionen ist bei Menschen mit langanhaltendem höheren Cortisolspiegel erhöht.
3. Beeinträchtigung der kognitiven Funktionen
   - Langfristig hohe Cortisolwerte können die Gedächtnisleistung beeinträchtigen und das Risiko für Erkrankungen wie Demenz und Alzheimer erhöhen. Die Gehirnregion, die besonders betroffen ist, ist der Hippocampus [5].

4. Psychische Auswirkungen
    - Chronischer Stress und ein hoher Cortisolspiegel können zu Angstzuständen, Depressionen und eine damit einhergehende Verminderung der Lebensqualität führen. Die Wahrscheinlichkeit, dass sich psychische Erkrankungen manifestieren, ist erhöht.
5. Schlafstörungen
    - Cortisol hat einen zirkadianen Rhythmus, sodass der Cortisolspiegel morgens hoch und abends niedrig sein sollte. Bei chronischem Stress bleibt er jedoch auch abends und nachts erhöht, was den Schlaf-Wach-Rhythmus stören und Schlafstörungen wie Insomnie verursachen kann.
6. Erhöhtes Risiko für Herz-Kreislauf-Erkrankungen
    - Langanhaltend hohe Cortisolspiegel sind mit einem erhöhten Risiko für Bluthochdruck, Herzinfarkt und Schlaganfall verbunden, da Cortisol auch den Blutdruck erhöhen kann. Die erhöhte Fettspeicherung im Bauchbereich erhöht zudem noch das Risiko für Arteriosklerose [6; 7; 8].

2.1.2 Oxidativer Stress

Oxidativer Stress entsteht, wenn ein Ungleichgewicht von freien Radikalen und Antioxidantien im Körper besteht.

Ursachen hierfür können zum Beispiel sein:

- Umweltfaktoren wie UV-Strahlung, Rauchen etc.
- Ernährung mit hoch verarbeiteten Lebensmitteln
- Krankheiten wie Diabetes, Krebs, Herz-Kreislauf-Erkrankungen und neurodegenerative Erkrankungen sind mit erhöhtem oxidativem Stress verbunden.

Folgen des oxidativen Stresses:

- Schädigung von Zellstrukturen einschließlich Zellmembranen, Proteinen und DNA.
- Beschleunigte Alterungsprozesse (Hutchinson-Gilford-Syndrom).

- Der Angriff freier Radikale an ungesättigten Fettsäuren trägt zur Entstehung von Arteriosklerose bei.
- Oxidativer Stress ist an der Entstehung von Krebs, Erkrankungen des Immunsystems und auch rheumatischen und neurodegenerativen Erkrankungen beteiligt.

Ein Zusammenhang der beiden Stressarten entsteht insofern, dass chronischer Stress zu einer Zunahme von oxidativem Stress führen kann. Ein dauerhaft erhöhter Cortisolspiegel kann dazu führen, dass das Gleichgewicht der Antioxidantien gestört wird und somit oxidativer Stress begünstigt wird. Des Weiteren setzen Stressreaktionen im Körper ebenfalls freie Radikale frei und fördern ebenfalls oxidativen Stress [9; 10; 6].

2.2 Stressreaktionen bei Frauen und Männern

Stressreaktionen bei Frauen und Männern können in einigen Aspekten unterschiedlich ausfallen, obwohl beide Geschlechter ähnliche physiologische und psychologische Mechanismen zur Bewältigung von Stress haben. Die Unterschiede lassen sich durch biologische, hormonelle und soziokulturelle Unterschiede erklären [3].

Frauen zeigen während des Stresses oft eine stärkere Reaktion des Hormonhaushalts, insbesondere des Hormons Cortisol. Besonders in bestimmten Phasen des Menstruationszyklus, wie etwa des Eisprungs oder der prämenstruellen Phase, können Stressreaktionen intensiver sein [11].

Bei Frauen spielt das Hormon Oxytocin eine größere Rolle als bei Männern. Das Hormon wird in Stresssituationen ausgeschüttet und fördert Tendenzen zur sozialen Unterstützung und Interaktion. Oxytocin hat eine beruhigende Wirkung und kann helfen, Stress zu reduzieren.

Bei Männern wird bei Stress vermehrt Testosteron ausgeschüttet, was tendenziell eine stärkere Kampf-oder-Flucht-Reaktion fördert. Testosteron kann aggressiveres oder risikobereites Verhalten begünstigen und den Fokus auf das Lösen von Problemen richten.

Frauen neigen häufiger dazu, sich bei Stress emotional zu fokussieren. Sie suchen oft soziale Unterstützung und neigen dazu, ihre Gefühle zu äußern und darüber nachzudenken.

Männer neigen dazu, problemorientierter zu reagieren, was bedeutet, dass sie versuchen, konkrete Lösungen für die Stressursache zu finden oder das Problem zu umgehen. Sie tendieren dazu, ihren Stress eher zu internalisieren und sich weniger mit ihren Emotionen auseinander zu setzen.

Physiologisch gesehen reagieren Frauen auf Stress häufiger mit einem höheren Anstieg des Cortisolspiegels und zeigen vermehrt körperliche Symptome wie Kopfschmerzen, Schlafprobleme und Verdauungsstörungen. Langfristig kann dies zu chronischen Stresssymptomen führen, wie etwa Angststörungen oder Depressionen. Männer neigen bei Stress eher zu einer körperlichen Reaktion im Sinne von erhöhter körperlicher Anspannung, Herzfrequenzsteigerung und schneller Atmung.

Sie sind häufiger von aggressiven Ausbrüchen oder einem Anstieg von Risikoverhalten betroffen. Langfristig können sich bei Männern ebenfalls Probleme wie Schlafstörungen und Bluthochdruck entwickeln.

Psychologisch gesehen erleben Frauen bei langanhaltendem Stress oft eine höhere emotionale Belastung und neigen dazu, sich die Verantwortung für den Stress aufzuladen. Sie sind häufiger von Angst und depressiven Symptomen betroffen und berichten häufiger von Stress aufgrund zwischenmenschlicher Beziehungen.

Männer hingegen tendieren bei chronischem Stress eher dazu, sich emotional zurückzuziehen oder zu verdrängen, was auf eine geringere Bereitschaft hindeutet, über die eigenen Gefühle zu sprechen oder sie zu verarbeiten. Langfristig kann dies zu einer stärkeren Emotionsunterdrückung führen und das Risiko für psychische Erkrankungen wie Depressionen oder Suchterkrankungen erhöhen [12].

Frauen sind in vielen Kulturen oft stärker in zwischenmenschliche Netzwerke eingebunden, was bedeutet, dass sie sich eher auf soziale Unterstützung verlassen können. Gleichzeitig können soziale Normen und die Erwartung mehrerer Rollen (z. B. als Mutter, Partnerin, berufstätige Frau) zu erfüllen, den Stress erhöhen.

Männer sehen sich oft dem sozialen Druck ausgesetzt, ihre Stärke und Unabhängigkeit zu zeigen. Dies kann dazu führen, dass sie weniger geneigt sind, Hilfe zu suchen oder Schwäche zu zeigen, was zu einer stärkeren inneren Belastung führt.

Chronischer Stress kann bei Frauen zu einer höheren Anfälligkeit für Autoimmunerkrankungen, Herz-Kreislauf-Erkrankungen und depressiven Störungen führen.

Männer haben ebenfalls ein erhöhtes Risiko für Herz-Kreislauf-Erkrankungen, insbesondere aufgrund der stressbedingten Auswirkungen auf den Blutdruck und das Herz. Darüber hinaus können Stress und das damit verbundene Verhalten das Risiko für Alkoholkonsum oder Drogenmissbrauch erhöhen.

Beide Geschlechter sind jedoch gleichermaßen gefährdet, bei chronischem Stress langfristige Gesundheitliche Probleme zu entwickeln. Dazu gehören Krankheiten wie Osteoporose, Diabetes Mellitus Typ II und Demenz, die viele gemeinsame multifaktorielle Gemeinsamkeiten aufweisen (2). Die genaue Ausprägung der Stressreaktion kann individuell unterschiedlich sein, und nicht alle Frauen oder Männer zeigen die typischen Muster [13; 14].

2.3 Schlussfolgerung

Insgesamt lässt sich festhalten, dass multifaktorielle und chronische Krankheiten in hohem Maße von biologischen, hormonellen und soziokulturellen Faktoren beeinflusst werden. Insbesondere der Einfluss von Stress auf die Entstehung und den Verlauf solcher Erkrankungen ist wissenschaftlich gut belegt, auch wenn in vielen Bereichen noch weiterer Forschungsbedarf besteht. Die Parallelen zwischen unterschiedlichen Krankheitsbildern machen deutlich, wie entscheidend Stress in unserer Gesellschaft als Risikofaktor wirkt. Dabei ist nicht nur die Frage relevant, inwiefern biologische und hormonelle Unterschiede zwischen den Geschlechtern eine Rolle spielen, sondern auch, welche Bedeutung soziale und kulturelle Faktoren heute haben.

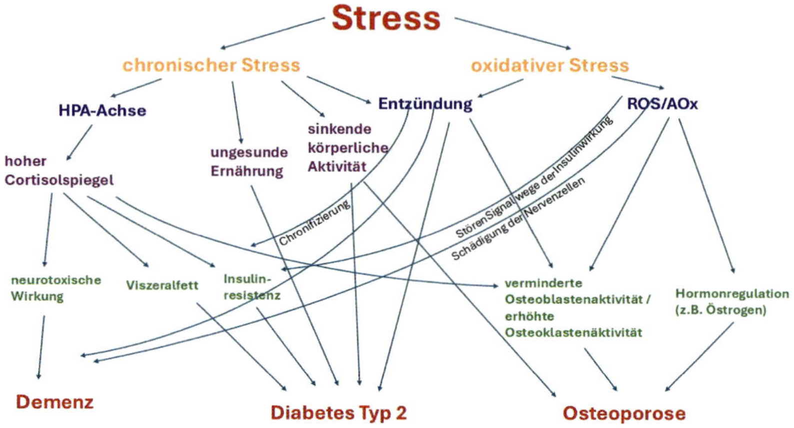

Abb. 1: Visualisierung der multifaktoriellen Zusammenhänge der Krankheitsbilder am Beispiel von Osteoporose, Diabetes Mellitus Typ II und Demenz

Gerade in westlich geprägten Gesellschaften haben Frauen in den letzten Jahrzehnten zunehmend gleichberechtigte Rollen übernommen, die neben Chancen auch zusätzliche Belastungen mit sich bringen. Das Spannungsfeld zwischen Beruf, Familie und gesellschaftlichen Erwartungen kann für viele Frauen eine besondere Stressbelastung darstellen, die sich langfristig negativ auf ihre Gesundheit auswirkt. Biologische Unterschiede in der Stressreaktion und mögliche Unterschiede in der Stressresilienz können diese Effekte verstärken.

Es ist daher wichtig, den Einfluss von Stress auf die Entstehung multifaktorieller und chronischer Erkrankungen verstärkt in den Fokus zu rücken und präventive Maßnahmen zu entwickeln. Dazu gehört auch, gesellschaftliche Rahmenbedingungen zu schaffen, die flexible und stressreduzierende Arbeitsmodelle ermöglichen, um insbesondere Frauen dabei zu unterstützen, ihre Gesundheit langfristig zu schützen.

2.4 Literatur

1. Spencer RL, Deak T. A users guide to HPA axis research. Physiol Behav. 1. September 2017;178:43–65.
2. Götz L. Gender Dentistry, Stress als Entstehungsfaktor für Osteoporose. [Krems an der Donau]: Danube Private University; 2025.
3. Chung KC, Springer I, Kogler L, Turetsky B, Freiherr J, Derntl B. The influence of androstadienone during psychosocial stress is modulated by gender, trait anxiety and subjective stress: An fMRI study. Psychoneuroendocrinology. Juni 2016;68:126–39.
4. Vogelzangs N, Penninx BWJH. [Depressive symptoms, cortisol, visceral fat and metabolic syndrome]. Tijdschr Psychiatr. 2011;53(9):613–20.
5. Prof. Dr. med. Kreitschmann-Andermahr I. Cushing-Syndrom: Cortisonüberschuss schadet Gedächtnis und Psyche langfristig - Besserung nach erfolgreicher Therapie [Internet]. 2021. Verfügbar unter: `https://www.endokrinologie.net/pressemitteilung/cushing-syndrom-cortisonueberschuss-schadet-gedaechtnis-und-psyche.php`
6. Knezevic E, Nenic K, Milanovic V, Knezevic NN. The Role of Cortisol in Chronic Stress, Neurodegenerative Diseases, and Psychological Disorders. Cells. 29. November 2023;12(23):2726.
7. Dr. Antwerpes F, Feldmann H, Urtanur B. Hypothalamus-Hypophysen- Nebennierenrinden-Achse. In: DocCheck Flexikon [Internet]. 2024. Verfügbar unter: `https://flexikon.doccheck.com/de/Hypothalamus-Hypophysen-Nebennierenrinden-Achse`
8. Dr. rer. nat. Reh F, Dr. Antwerpes F. Hypothalamus. In: DocCheck Flexikon [Internet]. 2025. Verfügbar unter: `https://flexikon.doccheck.com/de/Hypothalamus`
9. Kemper M, Stemler J, Dr. Antwerpes F. Oxidativer Stress. In: DocCheck Flexikon [Internet]. 2024. Verfügbar unter: `https://flexikon.doccheck.com/de/Oxidativer_Stress`
10. Iantomasi T, Romagnoli C, Palmini G, Donati S, Falsetti I, Miglietta F, u. a. Oxidative Stress and Inflammation in Osteoporosis: Molecular Mechanisms Involved and the Relationship with microRNAs. IJMS. 14. Februar 2023;24(4):3772.
11. Open Science. Frauen und Männer reagieren verschieden auf Stress. 2025; Verfügbar unter: `https://www.openscience.or.at/de/wissen/medizin-mensch-ernaehrung/2017-02-14-frauen-und-maenner-reagieren-verschieden-auf-stress`
12. Kogler L, Müller VI, Seidel EM, Boubela R, Kalcher K, Moser E, u. a. Sex differences in the functional connectivity of the amygdalae in association with cortisol. NeuroImage. 1. Juli 2016;134:410–23.
13. Toker S, Shirom A, Shapira I, Berliner S, Melamed S. The association between burnout, depression, anxiety, and inflammation biomarkers: C-reactive protein and fibrinogen in men and women. J Occup Health Psychol. Oktober 2005;10(4):344–62.
14. Seidel EM, Silani G, Metzler H, Thaler H, Lamm C, Gur RC, u. a. The impact of social exclusion vs. inclusion on subjective and hormonal reactions in females and males. Psychoneuroendocrinology. 1. Dezember 2013;38(12):2925–32.

Kapitel 3

Wie unser Körper Überlastung anzeigt: Burnout, Bruxismus, CMD – Stressreaktionen des Körpers

Philipp Umstätter, Margrit-Ann Geibel

Alle MedizinerInnen werden in ihrem täglichen Leben mit Stress und seinen körperlichen Auswirkungen konfrontiert, ob am eigenen Leib oder durch verschiedene Symptomatiken geplagter Patienten.

Stress ist in der heutigen Gesellschaft ein allgegenwärtiges Thema, das immer mehr in den Fokus der Wissenschaft, aber auch aller Gesellschaftsschichten rückt. „Work-Life Balance“ lautet das wohlbekannte Zauberwort – es umschreibt den Versuch, einen stressigen Alltag mit einer harmonischen und erholsamen Freizeit und einem glücklichen Familienleben zu kombinieren.

Körperliche „Hilferufe“ in verschiedenen Formen werden häufig erst spät von den Betroffenen wahrgenommen und auch von Ärztinnen und Ärzten erst spät erkannt und passend therapiert.

3.1 Stressreaktionen des Körpers

3.1.1 Stress

Unter Stress versteht man ein Gefühl, das sich durch verschiedene körperliche Symptome wie Tachykardie, Tachypnoe und Muskelkontraktionen äußert. Verschiedene exogene (Zeitdruck, Leistungsdruck, Konflikte, Reizüberflutung etc.) und endogene Reize (Infektionen und Erkrankungen) lösen einen biochemischen Prozess aus, welcher die Sympatikusaktivität steigert und eine Fluchtreaktion auslöst.

Unterschieden wird Stress in zwei grundlegende Formen: einerseits in den anregenden Eustress („Eu“ griech.: gut) und andererseits den Disstress („dis“ lat.: schlecht). Die zweite Form tritt meist auf, wenn sich eine Person überfordert und ängstlich fühlt, und der Stressor über einen längeren Zeitraum auftritt [1]. Dies kann zu einer Chronifizierung der Stresssymptomatik und daraus resultierend zu verschiedenen somatischen Störungen, wie Muskelverspannungen, Schmerzen, Ess- und Schlafstörungen, psychischen Störungen, sowie eine Schwächung des Immunsystems führen. Nicht selten verursachen diese somatischen Störungen auf lange Sicht ernsthafte Komplikationen, wie Herz-Kreislauf- und Stoffwechselerkrankungen oder psychische Beeinträchtigungen. Neben der vermehrten Ausschüttung verschiedener Stresshormone (Adrenalin, Kortison etc.) lässt sich das Protein NF-KB auf Zellebene, welches zu Abbauprozessen im Körper führt, mit Stress in Verbindung bringen.

3.1.2 Craniomandibuläre Dysfunktion (CMD)

CMD beschreibt eine multifaktorielle Erkrankung, die in vielen Bereichen der Medizin gelehrt und behandelt wird. Dabei kommt es zu einer Funktionsstörung des Kiefergelenks und der umgebenden Muskulatur. Typische Symptome umfassen Schmerzen, Kieferbewegungseinschränkungen, sowie Knacken und Reibgeräusche im Gelenk. Emotionale Belastung und chronischer Stress gelten als Hauptauslöser dieser Symptomatik.

Personen des weiblichen Geschlechts sind signifikant häufiger betroffen. Dies zeigt sich nicht nur in Prävalenz, sondern auch in der Schmerzwahrnehmung und bei der Schmerz Chronifizierung [2] [3]. Neben hormonellen Einflüssen spielen psychosoziale Aspekte, wie Care-Arbeit oder genderbedingte Rollenbilder eine Rolle.

3.1.3 Bruxismus

„Eine wiederholte Kaumuskelaktivität, charakterisiert durch Kieferpressen und Zähneknirschen und/oder Anspannen oder Verschieben des Unterkiefers ohne Zahnkontakt“ [4]. Unterschieden wird zwischen Schlafbruxismus, der sich durch phasische (kurze, repetitive Kontraktionen) oder tonische (Muskelkontraktionen >2s) Kaumuskelaktivität während der Schlafphase äußert (häufig unbemerkt) und Wachbruxismus, der sich durch dauerhaften oder wiederholten Zahnkontakt im Wachzustand äußert.

Ferner muss unterschieden werden zwischen dem primären Bruxismus, bei dem keine Ursache erkennbar ist, und dem sekundären Bruxismus, hervorgerufen durch Schlafstörungen, Medikamente, Erkrankungen oder Rauschmittelkonsum. Erwachsene leiden zu 9,7–15,9 % an Schlaf- und zu 22,1–31 % an Wachbruxismus [5]. Bei Kindern wird eine Schlafbruxismus-Prävalenz mit einer großen Spanne von 2,5–56,6 % angegeben.

Die Studienlage lässt keine Aussage über den Unterschied der Geschlechter in Bezug auf die Prävalenz zu [6].

Schon anamnestisch zeigt sich neben Zahnüberempfindlichkeit, Zahnbeweglichkeit, Schlafstörungen, Schmerzen im Kiefergelenk, der Kaumuskulatur, der Nackenmuskulatur und eingeschränkter Kieferöffnung eine enge Verbindung zwischen Bruxismus und einer Craniomandibulären Dysfunktion.

3.1.4 Burnout und Depression

Burnout ist eine umgangssprachlich weitverbreitete Diagnose, die es so laut ICD-10 und ICD-11 nicht gibt. Vielmehr verbirgt sich hier eine Symptomatik, die als eine unipolare Depression zu bewerten ist [7].

Darunter versteht man eine psychische Störung, die sich durch gedrückte Stimmung (bis hin zu Suizidgedanken), Interessens- und Antriebslosigkeit kennzeichnet. Häufig treten besonders bei langanhaltender Krankheit körperliche Beschwerden auf (somatoformer Formenkreis). Auf Grund ihrer Erkrankung sind betroffene Patienten häufig in ihrem Alltag massiv eingeschränkt, Selbstzweifel, Konzentrationsstörungen sowie Schlaf- und Appetitlosigkeit bestimmen den Alltag der Betroffenen.

In Verbindung mit stressinduziertem Bruxismus und damit häufig einhergehender CMD führen diese Erkrankungen zu einem sich selbst katalysierenden Teufelskreis:

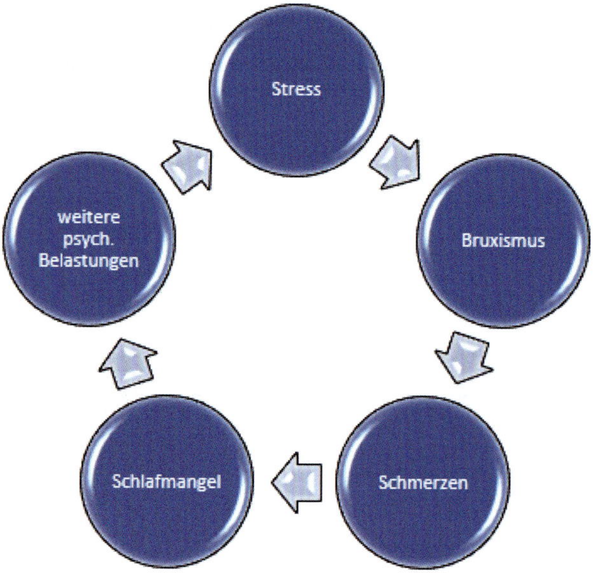

Abb. 2: Teufelskreis des stressinduzierten Bruxismus

3.2 Evidenzbasierter Zusammenhang zwischen Stress, Bruxismus und CMD

Die wissenschaftliche Studienlage der letzten Jahre zeigt mit zunehmender Deutlichkeit, dass ein signifikanter Zusammenhang zwischen arbeitsbedingtem Stress, Bruxismus und Craniomandibulären Dysfunktionen besteht (vergl. Tabelle 1). Neben einer wechselseitigen Beziehung zwischen psychischer Belastung und oralen Parafunktionen, lässt sich

Stress als einer der zentralen ätiologischen Faktoren bei der Entstehung und Aufrechterhaltung dieser Krankheitsbilder identifizieren.

Giraki et al. konnten in einer randomisierten Studie nachweisen, dass sich eine erhöhte Stressbelastung in signifikant höherem Auftreten von Schlafbruxismus niederschlägt. Probandinnen und Probanden, die unter chronischer Alltagsbelastung litten, wiesen nicht nur mehr nächtliches Zähneknirschen auf, sondern berichteten auch häufiger über Muskelverspannungen im Bereich der Kaumuskulatur und über allgemeine Erschöpfung [8].

Tabelle 1: Studien zu "WORK AND STRESS AND TMD" und "WORK AND STRESS AND BRUXISM".

Autoren	Jahr	Probanden	Zentrale Ergebnisse
Ahlberg et al.	2013	874	Bruxismus korreliert mit Angst & Stress
Schmitter et al.	2019	44	Stress korreliert mit Muskelaktivität (Schläfenmuskel); keine Korrelation zu Angst
Giraki et al.	2010	69	Schlafbruxismus korreliert mit Alltagsproblemen, Stress & negativer Stressbewältigung
Carvalho et al.	2008	394	Stress & Arbeitstätigkeit korrelieren mit Bruxismus bei brasilianischen Polizisten
Kulis et al.	2008	Review	Risikofaktoren für Bruxismus: Stress, Alter (24–64 Jahre)
Chen et al.	2007	24	Myogene Schmerzen & nicht-funktionelle Zahnkontakte korrelieren mit erhöhtem Stress
Lurie et al.	2007	57	Höhere Bruxismus-Prävalenz bei Piloten; kein Unterschied im Stressniveau
Manfredini et al.	2005	98	Zusammenhang zwischen Pathopsychologien & Bruxismus
Hagberg et al.	1994	254	CMD korreliert mit muskuloskelettalen Schmerzen, psychologischen Arbeitsanforderungen & Schlafstörungen

Ahlberg et al. wies einen klaren Zusammenhang zwischen Bruxismus, Angststörungen und einem Stressempfinden nach. Emotionale Dysregulation und chronischer psychischer Druck stellen klare Prädikatoren für Parafunktionen im stomatognathen System dar [9].

Auch lassen sich einzelne Berufsgruppen als besonders vulnerabel detektieren. Berufsgruppen mit hoher Verantwortung (z. B.: Mediziner:innen, Polizei, Pflegekräfte) zeigten eine höhere Prävalenz für

Bruxismus, zurückzuführen auf akute und chronische Stressbelastungen, als andere Berufsgruppen [10] [11].

Flueraşu et al. untermauerte diese Zusammenhänge anhand objektiver Parameter, mittels einer Kohortenstudie wurde ein signifikanter Zusammenhang zwischen Bruxismus und erhöhtem Speichelcortisol nachgewiesen. Insbesondere bei weiblichen Probandinnen konnte ein tageszeitabhängiger erhöhter Cortisolwert nachgewiesen werden – ein klarer Hinweis auf einen aktivierten Stressmechanismus im Sinne einer chronischen Übererregung der Hypothalamus-Hypophysen-Nebennierenrinden-Achse [12; 13].

Psychosozialer Stress geht nicht nur mit Bruxismus, sondern auch mit somatischen Beschwerden wie Kiefergelenkschmerzen, Spannungskopfschmerzen und Schlafstörungen einher. CMD und Bruxismus sind selten isolierte Phänomene, sondern vielmehr Teil eines komplexen biopsychosozialen Beschwerdemusters [14].

Betroffene mit einer depressiven Grunderkrankung leiden nicht nur häufiger an Bruxismus, sondern weisen auch deutlich höhere Schmerzwerte im Bereich des Kausystems auf (vergl. Tabelle 2). CMD lässt sich in dieser Patientengruppe häufiger beobachten, wobei eine psychotherapeutische Behandlung die Symptomatik deutlich verbesserte – ein deutlicher Hinweis auf die Rolle der psychischen Belastung in der Pathogenese [3].

Zusammenfassend verdeutlicht die Studienlage:

- Stress wirkt als Trigger für Bruximus
- Emotionale Belastbarkeit einer Person beeinflusst die Ausprägung von Parafunktionen im somatognathen System
- Cortisol ist bei betroffenen Personen messbar erhöht
- Chronischer Stress verstärkt die Schmerzempfindlichkeit
- Berufliche Hochstressmilieus sind ein Risikofaktor für die Entwicklung bruxistischer Muster
- Prävalenz des weiblichen Geschlechts

Die konsistente Evidenz spricht für eine Notwendigkeit der interdisziplinären Behandlung, in denen psychologische, physiotherapeutische und (zahn)medizinische Aspekte gleichwertig berücksichtigt werden.

Tabelle 2: Studien zu "DEPRESSION AND BRUXISM".

Autoren	Jahr	Probanden	Zentrale Ergebnisse
Omezli et al.	2023	2580	Höherer TMD-Schweregrad bei Depression & Angst; Frauen häufiger betroffen
Bal et al.	2022	293	Hohe TMD-Prävalenz bei Zahnmedizinstudierenden; Myalgien häufig
Kolak et al.	2022	178	Bruxismus korreliert mit Depression, Stress & Angst während COVID-19
Chattrattrai et al.	2022	2252	Angst als Brückenfaktor zwischen Schlaflosigkeit & Schlafbruxismus
Bogucki et al.	2022	160	COVID-19 verstärkte TMD-Symptome & Stress, Frauen stärker betroffen
Nascimento et al.	2022	340	Zusammenhang zwischen Bruxismus & bestimmten Genvarianten (SNPs)
Flueraşu et al.	2022	308	Stress & Angst korrelieren mit Bruxismus; Frauen häufiger betroffen
Wu et al.	2021	754	TMD bei Studierenden mit hoher Prävalenz psychischer Erkrankungen
Peixoto et al.	2021	641	Zahnärzte in Quarantäne zeigten mehr Depressionen & Bruxismus
Wieckiewicz et al.	2021	1642	Erhöhte TMD & Bruxismus-Prävalenz während COVID-19; junge Frauen besonders gefährdet
Goulart et al.	2021	351	Schlafbruxismus korreliert mit somatischer Angst
Delgado-Delgado et al.	2021	59	Kein Zusammenhang zwischen TMD & untersuchten Merkmalen
Flueraşu et al.	2021	60	Schlafbruxismus korreliert mit Angst, Stress & erhöhtem Speichelcortisol
Emodi-Perlman et al.	2021	Review	COVID-19 verstärkte TMD & Bruxismus; Empfehlungen für Fernbehandlung
Owczarek et al.	2020	105	TMD & Muskeltonus korrelieren mit Stress, Angst & Depression bei Studierenden
Vieira et al.	2020	149	Zusammenhang zwischen Depression/Angst & Kopfschmerzen; kein Zusammenhang zu Schlafbruxismus
Yadav et al.	2020	75	Frauen häufiger von TMD & psychischen Belastungen betroffen
Przystańska, A et al.	2019	52	Psychologische Faktoren korrelieren mit Wachbruxismus

Tabelle 2: Studien zu "DEPRESSION AND BRUXISM".

Shen, Z et al.	2018	50	Patienten mit einem schlechten psychologischen Status haben ein signifikant höheres Risiko für Schlafbruxismus
Lin, SL et al.	2017	177	Korrelation zwischen TMD und psychischen Erkrankungen

3.3 Genderspezifische Unterschiede

Das weibliche Geschlecht zeigt generell eine höhere Belastung – sowohl im psychischen als auch im somatischen Bereich:

- Häufigere Berichte über Schmerzen im Kieferbereich
- Höhere Cortisolspiegel im Speichel
- Stärkere Reaktion auf soziale Stressoren
- Häufigere psychosomatische Symptomverschiebung

Neben der klassischen Rollenverteilung (Beruf und Care-Arbeit) könnte die bei Frauen vorherrschende Internalisierung von Stress (somatische Beschwerden) gegenüber der bei Männern vorherrschende Externalisierung (z. B.: Aggression) ein möglicher Grund für diesen Unterschied sein.

3.4 Fazit

Arbeitsbedingter Stress und allgemeiner Stress sind ein entscheidender Einflussfaktor für die Entstehung und Aufrechterhaltung von Bruxismus, CMD, Schmerzen und Depressionen. Es gibt einen deutlichen Zusammenhang zwischen psychischem Distress und somatischen Beschwerden. Frauen erscheinen überproportional häufig betroffen.

Stress ist ein physiologisch messbarer Trigger.

Ein ganzheitlicher Therapieansatz für Betroffene erscheint sinnvoll und notwendig.

3.5 Literatur

1. G. Ernst, A. Franke, und P. Franzkowiak, „Stress und Stressbewältigung“, 2022.
2. C. Hagberg, M. Hagberg, und S. Kopp, „Musculoskeletal symptoms and psychosocial factors among patients with craniomandibular disorders“, *Acta Odontol. Scand.*, Bd. 52, Nr. 3, S. 170–177, Juni 1994.
3. M. M. Omezli, D. Torul, und C. Varer Akpinar, „Temporomandibular disorder severity and its association with psychosocial and sociodemographic factors in Turkish adults“, *BMC Oral Health*, Bd. 23, Nr. 1, S. 34, Jan. 2023.
4. F. Lobbezoo u. a., „Bruxism defined and graded: an international consensus“, *J. Oral Rehabil.*, Bd. 40, Nr. 1, S. 2–4, Jan. 2013.
5. D. Manfredini, E. Winocur, L. Guarda-Nardini, D. Paesani, und F. Lobbezoo, „Epidemiology of bruxism in adults: a systematic review of the literature“, *J. Orofac. Pain*, Bd. 27, Nr. 2, S. 99–110, 2013.
6. I. Peroz und S. Peroz, „Bruxismus – die S3-Leitlinie zu Diagnostik und Therapie“, *Junge Zahnarzt*, Bd. 11, Nr. 2, S. 35–39, März 2020.
7. Arbeitsgemeinschaft Für Neuropsychopharmakologie Und Pharmakopsychiatrie E.V. *u. a.*, *Nationale VersorgungsLeitlinie Unipolare Depression – Langfassung.* [object Object], 2022.
8. M. Giraki u. a., „Correlation between stress, stress-coping and current sleep bruxism“, *Head Face Med.*, Bd. 6, S. 2, März 2010, doi: 10.1186/1746-160X-6-2.
9. J. Ahlberg u. a., „Self-reported bruxism mirrors anxiety and stress in adults“, *Med. Oral Patol. Oral Cirugia Bucal*, Bd. 18, Nr. 1, S. e7-11, Jan. 2013.
10. A. L. de A. Carvalho, A. A. D. B. Cury, und R. C. M. R. Garcia, „Prevalence of bruxism and emotional stress and the association between them in Brazilian police officers“, *Braz. Oral Res.*, Bd. 22, Nr. 1, S. 31–35, 2008.
11. M. Wieckiewicz *u. a.*, „Identification of risk groups for mental disorders, headache and oral behaviors in adults during the COVID-19 pandemic“, *Sci. Rep.*, Bd. 11, Nr. 1, S. 10964, Mai 2021.
12. M. I. Flueraşu *u. a.*, „The correlation between sleep bruxism, salivary cortisol, and psychological status in young, Caucasian healthy adults“, *Cranio J. Craniomandib. Pract.*, Bd. 39, Nr. 3, S. 218–224, Mai 2021.
13. M. I. Flueraşu, I. C. Bocşan, I.-A. [21A?]ig, S. M. Iacob, D. Popa, und S. Buduru, „The Epidemiology of Bruxism in Relation to Psychological Factors“, *Int. J. Environ. Res. Public. Health*, Bd. 19, Nr. 2, S. 691, Jan. 2022.
14. U. Yadav, J. Ahmed, R. Ongole, N. Shenoy, N. Sujir, und S. Natarajan, „Influence of Psychosocial Factors and Parafunctional Habits in Temporomandibular Disorders: A Cross-Sectional Study“, *Perm. J.*, Bd. 24, S. 19.144, 2020.

Kapitel 4

„Infarkt der Seele“ – eine typische Managerkrankheit in Berufen des Heilens und Helfens

Lisa Maria Raffelsberger, Steffen Walter, Margrit-Ann Geibel

4.1 Burnout Symptomatik

Das Burn-out-Syndrom ist die Konsequenz auf zwischenmenschliche, andauernde emotionale Belastungen im Berufsumfeld [1].

Der Terminus des „Ausgebranntseins“, welcher den Zustand körperlicher, geistiger und emotionaler Erschöpfung widerspiegelt, wurde 1974 von dem Psychoanalytiker Herbert Freudenberg etabliert. Die sich schrittweise über längeren Zeitraum verbreitende Erkrankung wurde 2005 von Klaus-Peter Kolbatz als „Infarkt der Seele“ betitelt. Diese Aussage fasst die permanente Überforderung und die Enttäuschungen, welche in einer emotionalen Erschöpfung und Resignation gipfeln, hervorragend zusammen. Das Burn-out-Syndrom wurde lange Zeit als typische Managerkrankheit tituliert. Gegenwärtig ist diese Erkrankung besonders in Heil- und Hilfeberufen, eine Arbeit mit und an Menschen, weit verbreitet. Laut Heinze (2010) [2] leiden 20–25 % der Mediziner an einem Burn-out-Syndrom. Diese Werte verhalten sich ähnlich zu denen eines deutschen Zahnmedizinkollegen, wobei mit einer hohen Dunkelziffer zu rechnen ist. Eine besonders wichtige Rolle bei der langsamen Entwicklung des Burn-outs bei Zahnmedizinern spielt die Arbeitszufriedenheit. Nach

Untersuchungen der Universität Erlangen sind drei Viertel der Mediziner bezüglich der Arbeitszufriedenheit unzufrieden und teils resigniert. Die hohe berufliche Belastung, der Zeit- und Termindruck, sowie auch die Auseinandersetzungen mit den Behörden und Krankenkassen, lassen die Zahnmediziner an ihre Grenzen stoßen [2].

Der Rückgang sowohl der Arbeitsqualität als auch der körperlichen und psychischen Gesundheit hat das sogenannte „Ausbrennen“ zur Folge. Die Förderung der psychischen Gesundheit ist nur auf organisatorischer und persönlicher Ebene möglich [3].

4.1.1 Stressoren

Stressoren sind belastende Reize, welche bei nicht adäquater Bewältigung zu langanhaltendem Stress und weiter zu einem Burn-out-Syndrom führen können [2].

In der Zahnmedizin wird das medizinische Fachwissen, die hohe Geschicklichkeit und die körperliche Leistungsfähigkeit zu ausschlaggebenden Stressauslösern, welche das Burn-out-Syndrom hervorrufen und fördern [2].

Stressoren werden in zwei Gruppen eingeteilt, in starre und in flexible Ursachen, welche angepasst werden können. Zahnmediziner geben bei Umfragen als starre Stressverursacher das Arbeitsumfeld (Praxis) mit den Arbeitsbedingungen an. Flexible Ursachen stellt der Zahnmediziner mit seiner eigenen Persönlichkeit, seinem Verhalten und Empfinden dar [5]. Weitere Stressfaktoren sind der eigene Misserfolg und Behandlungsfehler. Perfektionismus und der hohe Qualitätsanspruch an sich selbst und seine eigene Arbeit ist für Zahnmediziner laut Umfragen ebenso ein wesentlicher Stressor. Die im Hintergrund laufende Verwaltungsarbeit einer Praxis ist für Zahnmediziner, welche während ihrer universitären Ausbildung keine betriebswirtschaftlichen Kenntnisse erlangen, ein ebenso präsenter Teil des Stresses [4]. Mehr als 50 % der deutschen Zahnärzte beschreiben schwierige Patienten als den bedeutendsten Stressor. Zahnärzte bauen durch den anhaltenden Stress oft unbewusst eine gewisse Distanz zu ihren Stressoren, den Patienten auf. Dies führt dazu, dass therapeutische Möglichkeiten nicht voll ausgeschöpft und Diagnosen fehlinterpretiert werden. Vielfach werden Behandlungen bei den stressauslösenden Patienten vermieden oder durch eine Medikation ersetzt [2].

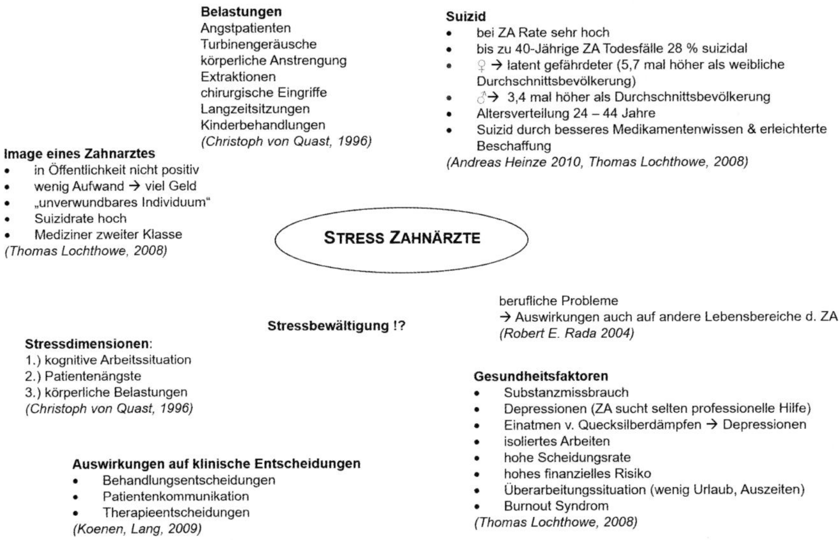

Abb. 3: Übersicht Stress Zahnärzte

Die Abbildung 3 verdeutlicht die bedeutsamen Faktoren, welche bei der Stressbelastung eines Zahnarztes eine wesentliche Rolle spielen. Diese Abbildung veranschaulicht ferner die stressbedingten Emotionen, welche zu der emotionalen Gesundheit beitragen.

Das Burn-out-Syndrom wird durch drei Dimensionen definiert:

- emotionale Erschöpfung,
- Depersonalisierung (ein Versuch zum Selbstschutz)
- und ein reduziertes persönliches Leistungsempfinden.

Weiterführend zu den physischen Belastungen steigen die psychischen Belastungen bei den Zahnmedizinern weiter an. Das Burn-out-Syndrom beeinträchtigt das soziale und persönliche Funktionieren. Dem Erkrankten ist es nicht mehr möglich, den erreichten Erschöpfungszustand mit normal andauernden Erholungszeiten zu kompensieren. Ein Durchbrechen des circulus vitiosus scheint nicht mehr möglich [2].

4.2 Cortisol

Zur Operationalisierung der subjektiv wahrgenommenen Stressbelastung erfolgte eine Analyse der Stresshormone im Speichel. Im Rahmen der Studie wurde eine Messung der Cortisolkonzentration durchgeführt. Die Analyse der Speichelproben ergab, dass nach einer Stimulierung durch einen Stressor bereits 15 Minuten später eine messbare Konzentration des Hormons Cortisol nachweisbar war [5].

4.2.1 Glucocorticoide

Die Zellen der Zona fasciculata sind für die Bildung der Glucocorticoide mit Cortisol, das sogenannte Hydrocortison, zuständig. Unter den verschiedenen Funktionen des Hydrocortisons sind unter anderem die Wechselwirkungen mit Katecholaminen besonders hervorzuheben. Dies ist im Zusammenhang mit Stressreaktionen bedeutsam. Beispielsweise wird der Blutzuckerspiegel durch das Cortisol gesteigert, der Proteinstoffwechsel wird katabol beeinflusst, die Fettsäuren werden reguliert, der Wasserhaushalt im Körper wird beeinflusst und die Herztätigkeit sowie die Magensaftbildung werden erhöht. Die Glucocorticoide werden von ACTH gesteuert. ACTH auch Corticotropin genannt, wird von der Hypophyse (= Hirnanhangsdrüse) gebildet. Es reguliert die Bildung der Nebennierenrindenhormone. Die stärksten Effekte hat ACTH auf die Bildung und Freisetzung von Cortisol und ist wesentlich bei neuroendokrinen Stressreaktionen beteiligt [4].

Seine Freisetzung verläuft in zirkadianem Rhythmus, was bedeutet, dass die Cortisolfreisetzung über einen biologischen Rhythmus von circa 24 Stunden im Körper synchronisiert wird. Die höchste Sekretion findet um 6:00 morgens statt, der Tiefpunkt ist gegen 24:00 Mitternacht.

Gehemmt wird das ACTH durch Glucocorticoide, stimuliert durch CRH (Adreno-Corticotropin- Releasing-Hormon) und AVP (Arginin-Vasopressin) [2].

4.2.2 Die körperlichen Auswirkungen von Cortisol, ausgelöst in Stresssituationen

Cortisol fördert den Proteinabbau und wandelt somit Aminosäuren in Glukose durch die Gluconeogenese um. Das Ziel dieses Prozesses ist es, den Blutzuckerspiegel zu erhöhen und durch die vermehrte Glykogenbildung in der Leber und der Muskulatur dem ausgesetzten Stress gewappnet zu sein. Durch die vermehrte Freisetzung von Glukose und Fettsäuren, werden die im Körper gespeicherten Energiereserven mobilisiert und somit die Kraft und Ausdauer gesteigert, um bei einer Bedrohung die Überlebenschancen zu steigern. In Folge erhöht sich der Blutzuckerspiegel. Durch eine stressindizierte Dauerbelastung ist der menschliche Körper in stetiger Alarmbereitschaft, die zu körperlicher Erschöpfung und einem Verlust der Leistungskraft führt [4].

Weitere Wirkungen von Cortisol sind wie folgt:

- Der Natriumgehalt im Blut steigt, welches wiederum zur Folge hat, dass das Blutvolumen und der Blutdruck erhöht werden.
- Das Cortisol verringert über die Nieren den Natriumverlust, was sich verengend auf die Blutgefäße auswirkt. Dies wiederum zieht eine Blutdruckerhöhung nach sich. Die Blutversorgung von Gehirn und Skelettmuskulatur werden signifikant verbessert, um Höchstleistungen bei drohender Flucht oder Kampf zu gewährleisten.
- Cortisol wirkt entzündungshemmend, verstärkt die Immunreaktion, dämpft das Schmerzempfinden und senkt allergische Reaktionen [4].

4.3 Pilotstudie Dens Caninus

Eine signifikante Reduktion der Herzfrequenz und des Cortisol-, Insulin-, und Oxytocinspiegels bei Hundebesitzern ist bereits bei einer Intervention mit einem Hund nach 15 Minuten messbar [6].

Aufgrund der fehlenden Geschlechtsspezifizierung in den derzeit aktuellen Speichelcortisol-Studien, wurde diese Pilotstudie Dens Caninus durchgeführt. Dabei wurde ein besonderes Augenmerk auf die unterschiedlichen Testergebnisse beider Geschlechter gelegt.

Mit dieser Studie soll gezeigt werden, dass ein (Therapie-)Hund signifikanten Einfluss auf das Wohlbefinden und den täglichen Arbeitsstress der Behandlerin/des Behandlers haben kann. Um diese Hypothese messbar zu machen, wird, mit Hilfe von Speicheltests, der Cortisolwert im Speichel der Behandlerin/des Behandlers gemessen.

4.3.1 Studiendesign

Die Studie wurde im Zeitraum von 18. März 2019–22. März 2019 an der Danube Private University in Krems, Niederösterreich, mit 42 Studienteilnehmern durchgeführt.

Diese 42 Teilnehmer werden durch das Zufallsprinzip willkürlich in zwei Gruppen geteilt.

Gruppe A: Interventionsgruppe vs. Gruppe B: Kontrollgruppe.

Diese beiden Gruppen bestanden aus jeweils 21 Personen im klinischen Behandlungskurs an der DPU (à 12 männliche und 9 weibliche).

Beide Gruppen wurden vor Beginn der Durchführung der Pilotstudie gebeten, einen Fragebogen zum Thema „Arbeitsstress“ auszufüllen. Ebenso unterzogen sich beide Gruppen insgesamt drei Speichelproben zur Messung des Cortisols. Alle Studienteilnehmer geben zu Beginn der Studie (T1) eine Speichelprobe ab, um deren Cortisol-Nullwert zu ermitteln, damit die darauffolgenden Cortisolmessungen vergleichbar dargestellt werden können. Zeitgleich wurde durch den STAI nach Spielberger die aktuelle Zustandsangst der Probanden erfragt. Zum Zeitpunkt T2 geben nochmals beide Gruppen 15 Minuten nach Beginn der Patientenbehandlung eine Speichelprobe direkt am Behandlungsstuhl ab.

Nach Abschluss der durchgeführten Patientenbehandlung haben die Probanden aus Gruppe A einen 15-minütigen Kontakt mit einem Therapiehund in einer Bürosimulation, während sie die vorausgegangene zahnmedizinische Behandlung dokumentieren. Nach dieser 15-minütigen Sitzung wurde zum dritten Mal eine Speichelprobe erhoben (T3).

Die Probanden der Gruppe B haben nach der durchgeführten Behandlung keinen Kontakt mit einem Therapiehund. Sie werden nach der Dokumentation ihrer Behandlung lediglich aufgefordert, sich zu entspannen.

In Anlehnung an vergleichbare Studien wurde die Speichelprobenabgabe nach 15-minütiger Stressbelastung gewählt, da das Cortisol ein sehr rasch anflutendes und abfallendes Hormon darstellt. In gleichartig durchgeführten Studien wurden signifikante Ergebnisse mit Testungen in 15 Minuten Intervallen erzielt [7].

4.3.2 Fragebogen

Zur Erhebung der Angst wurde der State-Trait-Anxiety Inventory nach Spielberger, kurz STAI, als Fragebogen entwickelt. Dieser Fragebogen stellt ein Standardinstrument in der Stress- & Angstforschung dar und weist dadurch eine sehr hohe Akzeptanz auf [8].

Der STAI besteht aus zwei Teilen, mit jeweils 20 Fragen, welche spontan beantwortet werden sollten. Anhand dieser beiden Teile kann die Angst als Zustand und als Eigenschaft des Probanden erfragt werden [9].

Dieser Fragebogen besticht durch seine kurze Bearbeitungsdauer und seine klaren Formulierungen. Ebenso ist die Akzeptanz der Befragten bei diesem Befragungsinstrument sehr hoch, da keine unangenehmen Fragen gestellt werden [8].

Jeweils die Kontroll- und Interventionsgruppe wurde mit diesem Instrument zum Zeitpunkt T1 (Fragebogen PRÄ) und T3 (Fragebogen POST) befragt. Die Interventionsgruppe erhielt zusätzlich fünf weitere Fragen zum Zeitpunkt T3 bezüglich ihrer aktuellen Gefühlssituation gegenüber den Therapiehund. In der gesamten Befragung wurde nur der erste Teil (State-Angst) des STAI Fragebogens verwendet.

4.3.3 Speichelproben

Insgesamt wurden 38 Speichelproben erhoben (Intervention: t = 21, Kontrolle: t = 17).

Tabelle 3: Probenentnahme

Entnahmezeitpunkt	Probenentnahme, Vorgehensweise
T1	Erste Speichelprobe, um einen vergleichbaren Cortisolwert 0 zu erhalten
T2	Zweite Speichelprobe, 15 Minuten nach Beginn der Patientenbehandlung, Entnahme erfolgt direkt neben dem Patienten an der Behandlungseinheit
T3	Dritte Speichelprobe, nach abgeschlossener Behandlung und nach 15-minütiger Intervention mit Therapiehund und Dokumentation der vorangegangenen Behandlung

Bei der Kontrollgruppe entfällt beim Entnahmezeitpunkt T3 die Intervention mit dem Therapiehund. An dieser Stelle haben die Probanden, neben der Dokumentation ihrer durchgeführten Behandlung, 15 Minuten Zeit, um sich zu entspannen.

Die erhobenen Speichelproben werden in einem Kühlschrank bei -19 ° Celsius bis zum Zeitpunkt des Versandes per Post zwischengelagert.

4.3.4 Ergebnisse

Für die Speichelcortisolwerte wurden Differenzen zwischen den Messzeitpunkten T2 und T3 berechnet, um die Wirkung des Therapiehundes zu untersuchen.

4.3.4.1 Studienergebnisse Intervention (Gruppe A)

Von insgesamt 21 Testpersonen sinkt bei 18 Probanden das Cortisol signifikant. Die Differenz lag zwischen 0,3–12,53 ng/ml.

Geschlechterspezifisch kann bei den 18 Probanden kein Unterschied festgestellt werden, es hat sich bei jeweils 9 männlichen und 9 weiblichen

Testpersonen der Cortisolwert gesenkt. Lediglich bei 3 Testpersonen stieg der Cortisolwert um bis zu +2,12 ng/ml.

Tabelle 4: Studienergebnisse Intervention (Gruppe A). *Quelle: SwissHealthMed GmbH*

Proband	**Entnahmezeitpunkt**			**Wert in ng/ml**			**Differenz T2–T3**	**Geschlecht**
	T1	T2	T3	T1	T2	T3		
1A	08:10	-	-	26,0	12,6	12,3	-0,30	♀
2A	11:18	08:53	10:25	4,93	6,11	3,33	-2,78	♀
3A	10:59	10:17	11:20	10,2	6,0	1,53	-4,47	♀
4A	-	-	-	10,1	5,83	1,98	-3,85	♂
5A	11:07	09:43	12:51	9,86	11,9	2,62	-9,28	♀
6A	11:03	09:30	10:15	4,35	6,89	5,53	-1,36	♀
7A	08:12	10:19	11:45	13,8	2,54	4.58	+2,04	♂
8A	11:00	08:57	13:05	13,6	16,8	6,23	-10,57	♀
9A	10:45	08:55	12:00	12,6	14,2	13,1	-1,10	♂
10A	11:48	08:56	11:49	7,15	7,88	8,93	+1,05	♀
11A	08:08	09:10	10:15	9,51	3,47	5,59	+2,12	♂
12A	11:00	09:16	11:50	19,4	11,8	8,74	-3,06	♂
13A	11:15	08:54	10:25	6,26	5,44	2,62	-2,82	♀
14A	11:23	09:35	12:08	10,6	8,58	5,05	-3,53	♀
15A	11:23	09:04	12:00	14,9	17,8	5,27	-12,53	♂
16A	10:50	10:17	10:58	8,18	6,2	3,87	-2,33	♂
17A	11:22	11:30	12:28	4,82	5,34	3,51	-1,83	♂
18A	08:10	09:10	10:47	13,2	5,07	2,8	-2,27	♂
19A	08:13	09:10	10.45	19,0	9,81	5,5	-4,31	♀
21A	11:17	09:38	11:50	11,2	14,1	7,83	-6,27	♂
22A	12:00	09:26	11:35	8,34	6,51	3,06	-3,45	♂

4.3.4.2 Studienergebnisse Kontrolle (Gruppe B)

Aus insgesamt 21 Testpersonen der Gruppe B konnten 4 Proben auf Grund des Nichterscheinens der Teilnehmer nicht in die Wertung mitaufgenommen werden. Bei 14 Probanden **sank der Cortisolwert signifikant**. Davon waren geschlechtsspezifisch 7 weibliche und 7 männliche Probanden. Auch hier kann kein Unterschied bezüglich der

Geschlechtertrennung erfolgen. Bei 3 Teilnehmern stieg der Cortisolwert um bis zu 6,86 ng/ml an.

Tabelle 5: Studienergebnisse Kontrolle (Gruppe B). *Quelle: SwissHealthMed GmbH*

Proband	**Entnahmezeitpunkt**			**Wert in ng/ml**			**Differenz T2–T3**	**Geschlecht**
	T1	T2	T3	T1	T2	T3		
26B	08:15	08:53	11:54	>30	12,4	6,11	-6,29	♀
27B	11:14	08:56	11:49	3,9	20,3	2,85	-17,45	♀
28B	11:12	09:05	11:49	3,55	4,34	2,81	-1,53	♀
29B	11:11	09:00	11:45	8,34	10,6	3,4	-7,20	♂
30B	11:21	10:27	11:41	>30	>30	5,25	-24,75	♂
31B	13:30	09:20	11:30	12,8	5,77	4,31	-1,46	♂
32B	13:27	09:20	11:17	6,21	12,5	5,89	-6,61	♂
33B	13:25	-	-	11,2	-	-	-	♂
34B	13:25	-	-	9,6	-	-	-	♂
35B	11:05	08:56	11:42	1,29	10,9	4,16	-6,74	♀
36B	11:22	09:16	11:07	11,6	19,6	7,01	-12,59	♀
37B	11:03	09:05	11:00	3,96	3,25	2,14	-1,11	♀
38B	13:00	09:20	11:06	5,05	8,07	2,76	-5,31	♂
39B	11:11	09:12	11:42	4,42	9,77	3,88	-5,89	♀
40B	11:11	09:10	11:38	6,04	6,49	2,97	-3,52	♂
41B	13:12	09:25	11:08	8,53	6,27	3,93	-2,34	♂
42B	13:12	09:28	-	17,9	8,05	-	-	♂
43B	12:36	09:27	-	6,37	5,02	-	-	♂
44B	11:18	09:13	11:01	6,78	7,09	9,50	+2,41	♀
45B	11:11	09:15	10:58	24,7	6,64	13,5	+6,86	♀
46B	11:15	09:31	11:14	6,96	3,04	3,74	+0,70	♂

Tabelle 6: Gegenüberstellung Gruppe A – Fragebogen Post-Cortisolwerte. Eigene Erhebung.

Proband	**Angstwert Fragebogen** (Teil 2- Hundefragen)	**Hund in Praxis?**	**Cortisolwert**	**Geschlecht**
1A	11	nein	-0,3	♀
2A	13	ja	-2,78	♀
3A	11	vielleicht	-4,47	♀
4A	13	ja	-3,85	♂
5A	10	ja	-9,28	♀
6A	11	vielleicht	-1,36	♀
7A	13	ja	+2,04	♂
8A	13	ja	-10,57	♀
9A	9	ja	-1,1	♂
10A	10	vielleicht	+1,05	♀
11A	10	vielleicht	+2,12	♂
12A	12	nein	-3,06	♂
13A	5	nein	-2,82	♀
14A	13	vielleicht	-3,53	♀
15A	7	vielleicht	-12,53	♂
16A	12	ja	-2,33	♂
17A	8	nein	-1,83	♂
18A	13	ja	-2,27	♂
19A	8	ja	-4,31	♀
21A	10	nein	-6,27	♂
22A	11	vielleicht	-3,45	♂

In der angeführten Tabelle 6 wurden aus der Gruppe A (Intervention) die Angstwerte des Fragebogens POST Intervention den Cortisolwerten gegenübergestellt. Dies zeigt, dass selbst die Probanden, welche sich keinen Therapiehund in ihrer Praxis vorstellen können, positiv auf den Hund reagiert haben.

Tabelle 7: Auswertung STAI Post Intervention (Gruppe A)

Zusatzfragen	überhaupt nicht	ein wenig	ziemlich	sehr
Hund hat Befinden verschlechtert	20	1	0	0
Hund hat Befinden verbessert	2	6	6	7
Hund hat Einfluss auf augenblickliches Befinden	1	5	7	8
Ich mag Hunde	0	2	3	16

Aus Tabelle 7, welche die Auswertung der vier gestellten Zusatzfragen in der Interventionsgruppe darstellt, wird deutlich ersichtlich, dass der Therapiehund Einfluss auf das augenblickliche Wohlbefinden der Teilnehmer hat und dieses signifikant verbessert. Dieses persönliche Empfinden kann durch die professionelle Auswertung des Fragebogens schwer bis nicht unkenntlich gemacht werden. Dieses Ergebnis spricht für sich selbst und zeigt die möglichen Auswirkungen eines Therapiehundes auf die gestresste Psyche des Behandlers. Dies lässt sich aus der aufgebauten Simulation auf den beruflichen Alltag übertragen.

Im Vergleich zu einem Fragebogen ist die Manipulation eines Speicheltests unter einer klinischen Abnahmesituation nahezu unmöglich. Die Speichelproben wurden in einem unabhängigen, mit Cortisol-Messungen in Speichelproben vertrauten Labor verblindet analysiert und ausgewertet.

Weder die Befragung mittels Fragebogen noch die Cortisolwerte konnten ein genderspezifisches Ergebnis liefern. Sowohl Frauen als auch Männer reagieren gleichermaßen gut auf den Therapiehund.

4.4 Fazit/Diskussion

Grundsätzlich ist zu sagen, dass besonders in der Zahnmedizin ein gezieltes Augenmerk auf die physische und mentale Gesundheit des Behandlers zu legen ist. Wie aus den angeführten und beschriebenen Studien ersichtlich, kann chronisch anhaltender Stress im Berufsleben zu mentalen und körperlichen Krankheiten führen, welche in einem Burn-out-Syndrom oder Suizid gipfeln können. Angesichts der Tatsache, dass die Wirksamkeit der tiergestützten Therapien bereits belegt wurde, müssen mit diesen Ergebnissen Stressbewältigungsstrategien entwickelt werden, welche im beruflichen Alltag, ohne den Praxisablauf zu stören, wahrgenommen und durchgeführt werden können.

4.5 Literatur

1. Maslach C., Schaufeli W. B., Leiter M. P. Job Burnout. Annual Review of Psychology. 2001; 52: 397–422.
2. Heinze A. Burnout bei Zahnärzten – Teil 1. 2010 [online im Internet]. https://www.zmk-aktuell.de/fachgebiete/allgemeine-zahnheilkunde/story/burnout-bei-zahnaerzten--teil-1__342.html
   https://www.zmk-aktuell.de/fachgebiete/allgemeine-zahnheilkunde/story/burnout-bei-zahnaerzten--teil-2__3970.html
   https://www.zmk-aktuell.de/fachgebiete/allgemeine-zahnheilkunde/story/burnout-bei-zahnaerzten--teil-3__3971.html [Stand: 29.06.2018].
3. Maslach C., Leiter M. P.: Burnout. Handbook of stress: Vol. 1: Stress: Concepts, cognition, emotion and behavior. Elsevier Academic Press. 2016; 1: 351–357.
4. Wissel C., Wannemueller A., Jöhren P. Burnout in dentists – outcome of a nationwide German online-survey. Deutsche Zahnärztliche Zeitschrift. 2012; 67: 317–326.
5. Koenen D. J., Lang H. Behandlungsangst bei Zahnärzten? – Stress und emotionale Belastung des Behandlers. Deutsche Zahnärztliche Zeitschrift. 2009; 64 (11).
6. Lass-Hennemann J, Schäfer SK, Römer S, Holz E, Streb M, Michael T. Therapy Dogs as a Crisis Intervention After Traumatic Events? An Experimental Study. Front Psychol. 2018;9: 1627.
7. Corticotropin. 2018 [online im Internet]. https://www.gesundheit.gv.at/labor/laborwerte/hormone-tumormarker/labor-acth3 [Stand: 15.12.2018].
8. Welsch, Deller: Lehrbuch Histologie 3. Auflage. München: Elsevier GmbH, 2010.
9. Autor unbekannt. Cortisol und seine vielfältigen Wirkungen. Hygeia Verlag. Jahr unbekannt; [online im Internet]. URL: https://hygeia.de/wissensspeicher/cortisol/ [Stand: 15.12.2018].
10. Handlin L., Hydbring-Sandberg E., Nilsson A., Ejdebäck M., Jansson A. & Uvnäs-Moberg K. Short- term interavtion between dogs and their owners: effects on oxytocin, cortisol, insulin and heart rate. Anthrozoös. 2011; 24 (3): 301–315.
11. Pilger, A., Haslacher, H., Meyer, B.M. et al. Midday and nadir salivary cortisol appear superior to cortisol awakening response in burnout assessment and monitoring. Sci Rep. 2018; 8, 9151.
12. Spielberger C.D., Gorsuch R.L., Lushene R.E. State-Trait-Anxiety Inventory, Manual for the State- Trait Anxiety Inventory. Palo Alto: Consulting Psychlogist Press, 1970.
13. Gerdes-Stein V. Evaluation des intraoperativen Einsatzes standardisierter Hypnose mittels State-Trait-Angstinventar (STAI). Lübeck 2007 [online im Internet]. URL: https://d-nb.info/986509388/34 [Stand: 02.05.2019].

Kapitel 5

Der Therapiehund in der Kinder- und Jugendzahnmedizin im Ländervergleich

Philipp Hommel, Margrit-Ann Geibel

Stress, Angst und Anspannung sind häufige Begleiter zahnärztlicher Behandlungen – insbesondere bei Kindern und Jugendlichen. Die sogenannte Dentalphobie betrifft laut Armfield [1] zwischen 10–20 % der Bevölkerung und zeigt sich bereits im Kindesalter. Eine einmal verankerte Angsthaltung gegenüber der Zahnmedizin kann langfristige Folgen für Mundgesundheit, Behandlungsbereitschaft und Lebensqualität haben. Neben klassischen Verhaltenstherapien und medikamentösen Ansätzen rückt zunehmend die tiergestützte Therapie – insbesondere mit Hunden – in den Fokus.

Therapiehunde werden weltweit eingesetzt zur emotionalen Stabilisierung von Patient:innen in der zahnärztlichen Behandlung. Ihre Anwesenheit kann physiologische Stressparameter senken, die Kooperationsbereitschaft erhöhen und das subjektive Wohlbefinden fördern.

1. Hypothese: *„Der Einsatz von Therapiehunden in der Kinder- und Jugendzahnmedizin ist sinnvoll und führt zu einer Reduktion von Angst und Stress der Patienten während der Behandlung."*

Ist der Einsatz eines Therapiehundes zur Angstbekämpfung in der Kinder- und Jugendzahnmedizin überhaupt sinnvoll? Die Studie von Grisolia et al. [8] kommt zu dem Ergebnis, dass in der Vorschule 36,5 %, in der Schule 25,8 % und nach der Schule 13,3 % der Kinder und Jugendliche unter Dentalphobie leiden. In dieser Studie konnten sowohl positive als auch negative Effekte einer tiergestützten Therapie auf Kinder und Jugendliche bei zahnmedizinischen Behandlungen nachgewiesen werden. Ein Ergebnis war, dass es Bedenken und Risiken für die menschliche bzw. die Gesundheit des Therapiehundes gibt. Diese Fragestellung wurde in den Studien von Gussgard et al. [9; 10] untersucht. Zu den wesentlichen Gefahren zählen hygienische Bedenken, durch potenziell übertragbare pathogene Mikroorganismen. Die Forderung nach einer Umsetzung strenger Hygieneprotokolle, wie z. B. die regelmäßige Reinigung der Hunde und die Einschränkung ihres Zugangs zu sterilen Bereichen, war eine grundlegende Voraussetzung. Ebenso wirksame Maßnahmen, das Risiko unvorhersehbaren Verhalten der Hunde weitgehend auszuschließen. Eine gründliche Ausbildung und Zertifizierung der Therapiehunde wurde empfohlen. Zu den Risiken zählen zudem Allergien bei Patienten oder Personal. Deshalb sollte der Einsatz von Therapiehunden auf nicht-allergische Patienten beschränkt werden [9].

In der zweiten Studie von Gussgard et al. [10] wird das Augenmerk auf die potenziellen Gefahren für die Hunde selbst, die in einer zahnmedizinischen Praxis arbeiten, gelegt. Therapiehunde sind potenziellen Stressfaktoren ausgesetzt. Dazu zählen beispielsweise laute Geräusche und unangenehme Gerüche, welche die psychische Gesundheit und Effektivität der Tiere beeinträchtigen können. Dauerhafter Stress kann sich negativ auf das Wohlbefinden der Hunde auswirken, weshalb die Gewährleistung von Pausen sowie einer stressfreien Arbeitsumgebung für die Hunde von essenzieller Bedeutung ist.

Die Therapiehunde in einer Zahnarztpraxis sind zudem physischen Gefahren ausgesetzt. Hier spielt der Kontakt mit scharfen Instrumenten, rutschigen Böden oder chemischen Substanzen eine beträchtliche Rolle. Es müssen spezielle Schutzmaßnahmen für die Hunde eingehalten werden, um deren Sicherheit zu gewährleisten. Regelmäßige tierärztliche

Untersuchungen sowie eine angemessene Pflege sind ebenso erforderlich, um das Risiko gesundheitlicher Schäden durch potenziell schädliche Mikroorganismen zu minimieren [10].

Die psychologischen Auswirkungen einer tiergestützten Therapie wurde in einigen Studien untersucht. So zeigt die Pilot Studie von Cruz-Fierro et al. (2019), dass Therapiehunde signifikant dazu beitragen, mögliches Unbehagen der Patienten bei einer zahnmedizinischen Behandlung zu reduzieren [5]. Vincent et al. (2020) bewiesen in ihrer Studie, dass der Einsatz eines Therapiehundes in der Kinder- und Jugendzahnmedizin eine sinnvolle Methode sowohl für die Patienten selbst als auch deren Eltern oder erwachsene Begleitpersonen darstellt, die Angst der Patienten auch ohne Einsatz von Medikamenten zu reduzieren [25]. Gussgard et al. (2022) wiesen in ihrer Studie nach, dass eine solche Therapie „positive Auswirkungen auf Kinder mit Zahnarztangst" haben kann [11]. Pinheiro et al. (2023) bestätigen in Ihrer Studie ebenso wie Gussgard et al., dass eine solche Therapie positive Auswirkungen auf Kinder und Jugendliche in der Zahnmedizin haben kann und die Patientenangst während zahnmedizinischer Untersuchungen reduziert [18]. In der Studie von Naik et al. (2024) kommt man zum Ergebnis, das die tiergestützte Therapie eine effektive Verhaltensmanagementstrategie für Kinder mit Downsyndrom bei zahnmedizinischen Behandlungen ist [17]. Thakkar et al. bewiesen in ihrer Studie, dass „tiergestützte Therapie eine effektive Verhaltenstrategie" bei Kindern ist. So wurde eine „signifikante Reduktion der Angst" nachgewiesen [24]. In der Studie von Jennings et al. (2021) wurde eine positive Auswirkung auf Kinder durch tiergestützte Therapien ebenfalls nachgewiesen [12].

Dagegen kamen Ribeiro et al. (2023) in ihrer Studie zu dem Ergebnis, dass kein Nachweis für eine Reduktion von Zahnarztangst bei Kindern durch tiergestützte Therapie gegeben ist [22]. Sie empfehlen weitere Studien mit größeren Probandengruppen, um Bias auszuschließen.

In dem Research von Lundqvist et al. (2017) konnten keine bis wenige (nichts aussagende) positive Auswirkungen von tiergestützter Therapie in Gesundheitszentren festgestellt werden [14]. In der Studie von Pruskowski et al. (2020) wurden zwar positive Auswirkungen auf die Patienten durch den Einsatz eines Therapiehundes festgestellt, jedoch kommen die Autoren zur zusammenfassenden Aussage, dass ein eindeutiges Ergebnis mit dieser Studie nicht erreicht werden konnte und nur durch weitere Studien, welche dies bestätigen würden, weitere Aussagen getroffen werden können [20]. Ebenso zeigt der systematische Review von Fornfeld et al. (2023), dass eine tiergestützte Therapie in der Zahnmedizin zwar sinnvoll sein kann, diese jedoch vorsichtig berücksichtigt, geplant, und durch professionelle Arbeitskräfte implementiert werden sollte [6]. Es sollten in der Zukunft weitere Studien mit größeren Probandengruppen durchgeführt werden, um aussagekräftige Ergebnisse erzielen zu können.

Zusammenfassend dazu lässt sich feststellen, dass in den meisten Studien positive Auswirkungen der tiergestützten Therapie in der Kinder- und Jugendzahnmedizin gefunden wurden. So sind positive Effekte der tiergestützten Therapie eine Reduktion von Angst und die damit einhergehende Steigerung des Wohlbefindens der Kinder und Jugendlichen. Ein größeres Wohlbefinden der Patienten bedeutet im Umkehrschluss auch eine gesteigerte Kooperationsbereitschaft bei der Behandlung. Wenn diese Effekte erreicht werden, kann das zu einem besseren Ergebnis für den Patienten führen. Ein Vorteil dieser Therapievariante ist ebenfalls, dass keine Medikamente zum Einsatz kommen müssen, um ein gleichwertiges Behandlungsergebnis zu erreichen.

Auf Grundlage dieser Erkenntnisse kann die aufgestellte Hypothese „*Der Einsatz von Therapiehunden in der Kinder- und Jugendzahnmedizin ist sinnvoll und führt zu einer Reduktion von Angst und Stress der Patienten während der Behandlung.*“ bestätigt werden. Die Reduktion von Stresshormonen wie Cortisol sowie subjektive Berichte von Patienten und Eltern belegen die positive Wirkung von Hunden auf das emotionale Wohlbefinden. Es ist jedoch anzumerken, dass jede dieser Studien darauf hinweist, dass weitere Studien mit größeren Probandengruppen notwendig sind, um valide Aussagen treffen zu können. Von entscheidender Bedeutung ist dabei generell die Einhaltung strenger Hygienemaßnahmen sowie eine transparente Ablaufplanung.

2. Hypothese: *„Im Ländervergleich gibt es gravierende Unterschiede bei der Bewertung des Einsatzes eine Therapiehundes in der Kinder- und Jugendzahnheilkunde".*

Schon bei der Literaturrecherche zu meiner Diplomarbeit fiel bereits die Unterschiedlichkeit der Länder auf, die sich für dieses Thema interessierten. Studien zu tiergestützter Therapie in der Kinder- und Jugendzahnmedizin wurden in den vergangenen zehn Jahren in den USA, in Südamerika (Brasilien, Mexiko), sowie in Indien durchgeführt. In Europa beschäftigten sich Norwegen, Schweden und Deutschland mit dieser Thematik.

USA

Drei der gefundenen Studien nach Literaturrecherche wurden in den USA durchgeführt, was darauf hinweist, dass das Thema der tiergestützten Therapie in der Zahnmedizin und in der Medizin in den USA weiter verbreitet ist als in anderen Ländern und Regionen. Auffallend war, dass diese Studien sehr positive Ergebnisse in der Humanmedizin beim Einsatz der tiergestützten Therapie gefunden hatten. In der Studie von Vincent et al. (2020) konnte z. B. nachgewiesen werden, dass eine tiergestützte Therapie positive Effekte gegenüber antizipatorischer Angst aufweist [25]. In der Studie von Pruskowski et al. (2020) konnten ebenfalls positive Effekte der tiergestützten Therapie auf Patienten in einem Verbrennungszentrum, hinsichtlich Schmerzen und Angst nachgewiesen werden [20]. Eine Steigerung des Wohlbefindens der Patienten und des Behandlerteams konnte beobachtet werden. In der Studie von Jennings et al. (2021) konnten, wie in den vorherigen beiden Studien, positive Auswirkungen der tiergestützten Therapie auf Kinder und Jugendliche bezüglich einer Reduktion von Angst und einer Steigerung des Wohlbefindens nachgewiesen werden [12].

Mexiko

Eine der gefundenen Studien, verfasst von Cruz-Fierro et al. (2019), wurde in Mexiko erstellt. Es ist bemerkenswert, dass diese Studie, die als Pilotstudie in der Zahnmedizin durchgeführt wurde, zu den ersten Untersuchungen zu diesem Thema zählt. Die Resultate der Studie lassen den Schluss zu, dass sich die Ängste bei der Zahnbehandlung der Patientinnen und Patienten positiv durch den Einsatzes eines Therapiehundes beeinflussen lassen. Des Weiteren konnte eine Steigerung des Wohlbefindens beobachtet werden. Obgleich die Resultate vielversprechend sind, empfiehlt die Studie weitere Untersuchungen über erforderliche Hygienemaßnahmen sowie die Anforderungen an einen Therapiehund [5].

Indien

Zwei Studien aus den vergangenen fünf Jahren wurden in Indien durchgeführt: Thakkar et al. (2020) sowie die von Naik et al. (2024). In beiden Studien konnten positive Ergebnisse der tiergestützten Therapie in der Kinder- und Jugendzahnmedizin nachgewiesen werden. Zu den erforschten Effekten zählt eine Reduktion von Angst sowie eine Steigerung des Wohlbefindens der Kinder. Obgleich weitere Forschung angeraten werden, um signifikantere Aussagen zu treffen, konnten die Aussagen bezüglich der Reduktion von Angst, als „highly significant" bezeichnet werden [24; 17].

Brasilien

Die beiden aus Brasilien stammenden Studien, die in die Auswertung einbezogen wurden, sind zum einen die von Pinheiro et al. (2023) und zum anderen die von Ribeiro et al. (2022). Die von Pinheiro et al. (2023) durchgeführte Studie zeigt, dass tiergestützte Therapien in der Kinder- und Jugendzahnmedizin zu positiven Resultaten führen. Folglich kann diese Art von Therapie als eine „Alternative zur Reduktion von Angst in der pädiatrischen Zahnmedizin" [18] betrachtet werden. Die Studie von

Ribeiro et al. liefert demgegenüber keine positiven Ergebnisse im Hinblick auf den Einsatz tiergestützter Therapien in der Zahnmedizin [22].

Europa

Hinsichtlich der Länder-Herkunft der in die Untersuchung einbezogenen Studien ist festzustellen, dass fünf der Studien ihren Ursprung in Europa haben. Drei der untersuchten Studien stammen aus **Norwegen**: Gussgard et al. (2019) sowie Gussgard et al. (2022). Eine weitere Studie wurde in **Schweden** von Lundqvist et al. (2017) durchgeführt und eine in **Deutschland** von Fornefeld et al. (2023). Eine der Studien, die von Gussgard et al. (2022) präsentiert werden, zeigt positive Ergebnisse der tiergestützten Therapie auf. Die beiden übrigen Studien von Gussgard et al. (2019) fokussieren sich nicht auf die positiven Ergebnisse der tiergestützten Therapie in der Zahnmedizin, sondern legen den Schwerpunkt auf die Voraussetzungen, die für eine solche tiergestützte Therapie gegeben sein müssen, hinsichtlich der Einhaltung der Hygienemaßnahmen und Tierschutzmaßnahmen. Die Studie von Lundqvist et al. (2017) bringt keine signifikant positiven Ergebnisse der tiergestützten Therapie zu Vorschein. Ebenso wie in der Studie von Fornefeld et al. (2023) aus Deutschland. Hier wurden zwar positive Erfolge einer solchen tiergestützten Therapie erkannt, jedoch kommt die Studie zum Schluss, dass nur mit weiteren Studien, welche größere Probandengruppen enthalten, signifikante Aussagen getroffen werden können [14; 10; 9; 6; 11].

Schlussfolgerung: Es lässt sich feststellen, dass in Europa eine eher zurückhaltende Haltung gegenüber tiergestützter Therapie in der Kinder- und Jugendzahnmedizin eingenommen wird. Dies könnte auf eine stärkere Fokussierung auf die Aspekte: Sicherheit, Hygiene und Tierwohl zurückzuführen sein. Lediglich eine der 5 Studien in Europa weist positive Auswirkungen einer zahnärztlichen Behandlung mit Einsatz eines Therapiehundes auf. In den USA hingegen fallen die Ergebnisse der Studien deutlich positiver aus. Dieselbe Tendenz lässt sich auch in Indien und Mexiko beobachten. In Brasilien hingegen finden sich in den

Studien keine durchgängig positiven Aussagen bezüglich der Wirkung von Therapiehunden.

Hygienische Bedenken beim Einsatz eines Hundes in der Zahnmedizin spielen eine wesentliche Rolle bei der Implementierung tiergestützter Therapien. Länder wie die USA praktizieren in der Frage nach der Hygiene eine flexiblere Herangehensweise, welche die Implementierung von Innovationen beschleunigt, selbst wenn die Langzeiteffekte noch nicht vollständig erforscht sind.

Fazit: Anhand der Literaturrecherche kann eine länderabhängige, divergierende Forschungslage zur tiergestützten Therapie festgestellt werden.

3. Hypothese: *„Es gibt genderspezifische Unterschiede über die Wirkung eines Therapiehundes in der Kinder- und Jugendzahnheilkunde."*

Um diese Hypothese zu bestätigen beziehungsweise zu widerlegen, wurde in der Methodik der Literaturrecherche nach einer geschlechtsspezifischen Auswertung bei der Statistik der Probanden untersucht. In einigen Studien findet sich zwar eine Angabe dazu, wie viele Probanden männlich beziehungsweise weiblich sind, eine Differenzierung der Geschlechter in den Ergebnissen ist jedoch nicht ersichtlich. Beispielsweise legen Cruz-Fierro et al. [5] in ihrer Studie dar, dass die untersuchte Probandengruppe aus elf weiblichen und einem männlichen Probanden besteht. Eine Differenzierung der Ergebnisse nach Geschlecht erfolgt jedoch nicht. Ein gleiches Bild lässt sich aus der Studie von Jennings et al. [12] erkennen. 49 % der Probanden waren hierbei männlich. Eine Auswertung der Ergebnisse nach Geschlecht erfolgt jedoch nicht. Dies erkennt man auch in den Studien von Gussgard et al. [11] und Vincent et al. [25]. Eine Auswertung der Ergebnisse nach Geschlecht erfolgt auch in diesen Studien nicht.

Diese Hypothese kann nicht beantwortet werden, da es gravierende Mängel bei der Auswertung gab. Künftige Patientenstudien sollten mit einer größeren Fallzahl durchgeführt werden und die geschlechtsspezifischen Auswertungen darstellen.

5.1 Literatur

1. Armfield, J. (2010) 'The extent and nature of dental fear and phobia in Australia', *Australian Dental Journal*, 55(4), pp. 368–377. Available at: `https://doi.org/10.1111/j.1834-7819.2010.01256.x`
2. Bernabei, V. *et al.* (2013) 'Animal-assisted interventions for elderly patients affected by dementia or psychiatric disorders: A review', *Journal of Psychiatric Research*, 47(6), pp. 762–773. Available at: `https://doi.org/10.1016/j.jpsychires.2012.12.014`
3. Calcaterra, V. *et al.* (2015) 'Post-Operative Benefits of Animal-Assisted Therapy in Pediatric Surgery: A Randomised Study', *PLOS ONE*. Edited by C. Schwentner, 10(6), p. e0125813. Available at: `https://doi.org/10.1371/journal.pone.0125813`
4. Campbell, C. (ed.) (2017) *Dental fear and anxiety in pediatric patients: practical strategies to help children cope*. Cham, Switzerland: Springer.
5. Cruz-Fierro, N., Vanegas-Farfano, M. and González-Ramírez, M.T. (2019) 'Dog- Assisted Therapy and Dental Anxiety: A Pilot Study', *Animals*, 9(8), p. 512. Available at: `https://doi.org/10.3390/ani9080512`
6. Fornefeld, D. *et al.* (2023) 'The supporting role of dogs in the inpatient setting: a systematic review of the therapeutic effects of animal-assisted therapy with dogs for children and adolescents in an inpatient setting', *European Child & Adolescent Psychiatry* [Preprint]. Available at: `https://doi.org/10.1007/s00787-023-02326-1`
7. Geibel, Univ.-Prov.Dr.M.-A. and Schwarzkopf, P.Dr. med. A. (2021) *QM-Handbuch Dens Caninus*. 1. Auflage. Institut Schwarzkopf.
8. Grisolia, B.M. *et al.* (2021) 'Prevalence of dental anxiety in children and adolescents globally: A systematic review with meta-analyses', *International Journal of Paediatric Dentistry*, 31(2), pp. 168–183. Available at: `https://doi.org/10.1111/ipd.12712`
9. Gussgard, A.M. *et al.* (2019a) 'Dog-assisted therapy in the dental clinic: Part A— Hazards and assessment of potential risks to the health and safety of humans', *Clinical and Experimental Dental Research*, 5(6), pp. 692–700. Available at: `https://doi.org/10.1002/cre2.240`
10. Gussgard, A.M. *et al.* (2019b) 'Dog-assisted therapy in the dental clinic. Part B. Hazards and assessment of potential risks to the health and safety of the dental therapy dog', *Clinical and Experimental Dental Research*, 5(6), pp. 701–711. Available at: `https://doi.org/10.1002/cre2.239`
11. Gussgard, A.M., Carlstedt, K. and Meirik, M. (2022) 'Intraoral clinical examinations of pediatric patients with anticipatory anxiety and situational fear facilitated by therapy dog assistance: A pilot RCT', *Clinical and Experimental Dental Research*, 9(1), pp. 122–133. Available at: `https://doi.org/10.1002/cre2.679`
12. Jennings, M.L. *et al.* (2021) 'Effect of animal assisted interactions on activity and stress response in children in acute care settings', *Comprehensive Psychoneuroendocrinology*, 8, p. 100076. Available at: `https://doi.org/10.1016/j.cpnec.2021.100076`

13. Lefebvre, S.L. *et al.* (2008) 'Guidelines for animal-assisted interventions in health care facilities', *American Journal of Infection Control*, 36(2), pp. 78–85. Available at: https://doi.org/10.1016/j.ajic.2007.09.005
14. Lundqvist, M. *et al.* (2017) 'Patient benefit of dog-assisted interventions in health care: a systematic review', *BMC Complementary and Alternative Medicine*, 17(1), p. 358. Available at: https://doi.org/10.1186/s12906-017-1844-7
15. Marr, C.A. *et al.* (2000) 'Animal-Assisted Therapy in Psychiatric Rehabilitation', *Anthrozoös*, 13(1), pp. 43–47. Available at: https://doi.org/10.2752/089279300786999950
16. McCullough, A. *et al.* (2018) 'Measuring the Effects of an Animal-Assisted Intervention for Pediatric Oncology Patients and Their Parents: A Multisite Randomized Controlled Trial', *Journal of Pediatric Oncology Nursing*, 35(3), pp. 159–177. Available at: https://doi.org/10.1177/1043454217748586
17. Naik, S.S. *et al.* (2023) 'Evaluation of dental anxiety in children with Down's syndrome using dog-assisted therapy: A pilot study', *Journal of Indian Society of Pedodontics and Preventive Dentistry*, 41(4), pp. 322–327. Available at: https://doi.org/10.4103/jisppd.jisppd_493_23
18. Pinheiro SL *et al.* (2023) 'Dog-assisted therapy for control of anxiety in pediatric dentistry', *Journal of Clinical Pediatric Dentistry* [Preprint]. Available at: https://doi.org/10.22514/jocpd.2023.080
19. Pohjola, V. *et al.* (2016) 'Association between dental fear and oral health habits and treatment need among University students in Finland: a national study', *BMC Oral Health*, 16(1), p. 26. Available at: https://doi.org/10.1186/s12903-016-0179-y
20. Pruskowski, K.A., Gurney, J.M. and Cancio, L.C. (2020) 'Impact of the implementation of a therapy dog program on burn center patients and staff', *Burns*, 46(2), pp. 293–297. Available at: https://doi.org/10.1016/j.burns.2019.11.024
21. *QM-Handbuch Dens Caninus, Klinik für MKG-Chirurgie, Universität Ulm, Quelle Prof. Dr. Margrit-Ann Geibel* (no date).
22. Ribeiro, C.D.P.V. *et al.* (2023) 'Does use of animal therapy during dental care help to reduce anxiety in children and adolescents? A systematic review', *International Journal of Paediatric Dentistry*, 33(2), pp. 181–195. Available at: https://doi.org/10.1111/ipd.13033
23. Serpell, James.A. and Hsu, Y. (2001) 'Development and validation of a novel method for evaluating behavior and temperament in guide dogs', *Applied Animal Behaviour Science*, 72(4), pp. 347–364. Available at: https://doi.org/10.1016/S0168-1591(00)00210-0
24. Thakkar, T.K., Naik, S.N. and Dixit, U.B. (2021) 'Assessment of dental anxiety in children between 5 and 10 years of age in the presence of a therapy dog: a randomized controlled clinical study', *European Archives of Paediatric Dentistry*, 22(3), pp. 459–467. Available at: https://doi.org/10.1007/s40368-020-00583-1
25. Vincent, A., Heima, M. and Farkas, K.J. (2020) 'Therapy Dog Support in Pediatric Dentistry: A Social Welfare Intervention for Reducing Anticipatory Anxiety and Situational Fear in Children', *Child and Adolescent Social Work Journal*, 37(6), pp. 615–629. Available at: https://doi.org/10.1007/s10560-020-00701-4

Kapitel 6

Harmonisches Miteinander von Mensch, Tier und Umwelt – Zur Durchführung der tiergestützten Therapie mit Fokus auf Tierschutz bei Hygienemaßnahmen

Veronika Viethen, Margrit-Ann Geibel

Aus humanmedizinischer Sicht ist der Einsatz von tiergestützten Therapien (TGT) eine gute Ergänzung zu vielen Therapiemaßnahmen. Gerade die Interaktion zwischen Patienten und Arzt kann dadurch erleichtert werden [15].

Die Bachelorarbeit von Veronika Viethen belegt jedoch, dass dabei aber nicht nur das Wohlbefinden des Menschen, sondern auch das des Tieres in den Vordergrund gerückt werden sollte. Ein zu egoistisches Denken der Patienten und Ärzte zum Schutz vor Infektionen kann dem Tier schaden und würde nicht in das Bild des OneHealth-Ansatzes passen.

6.1 Tiergestützte Therapie

Die International Association of Human-Animal Interaction Organizations beschreibt die TGT als „zielgerichtete und strukturierte therapeutische

Interventionen (...) in den Bereichen Gesundheitswesen, Pädagogik und Sozialwesen“ [8]. Sie werden von speziell ausgebildeten Fachkräften durchgeführt. Teil der Ausbildung ist es, Kenntnisse über das eigene Tier zu erwerben, um beispielsweise Stresssituationen frühzeitig erkennen und abwenden zu können. Die Therapieziele müssen geplant, dokumentiert und im Rahmen von Einzel- oder Gruppensitzungen verfolgt werden. Die Maßnahmen zielen auf die „Verbesserung physischer, kognitiver, verhaltensbezogener und/oder sozio-emotionaler Funktionen bei Klient:innen“ [8] ab.

6.2 One-Health-Konzept

Das interdisziplinäre One-Health-Konzept geht davon aus, dass ein harmonisches Miteinander von Menschen, Tieren und Umwelt sowie dem Ökosystem die Gesundheit aller Beteiligten fördert. Im Zuge der Corona-Pandemie ist dieses Konzept wieder in den Fokus der Wissenschaft gerückt, da ein Ungleichgewicht in diesem System zu einer weltweiten Krise durch die Übertragung einer Zoonose vom Tier auf den Menschen geführt hat. Um Probleme wie den Klimawandel, drohende Pandemien und Ressourcenknappheit, beispielsweise bei Nahrungsmitteln, anzugehen, sollten die drei Sektoren enger zusammenarbeiten. Das Konzept stellt fünf Prinzipien auf, die zu einer Verbesserung beitragen sollen. Dazu gehören die Gleichberechtigung der Sektoren, die Parität, welche die Gleichheit der Menschen auf Basis gleicher Rechte und Chancen verfolgt, das sozioökologische Gleichgewicht, welches die Bedeutung der Biodiversität hervorhebt und jedem Lebewesen in einem Ökosystem seinen Platz einräumt, das Management und die Verantwortung des Menschen für langfristige Lösungen sowie die Transdisziplinarität, welche nicht nur den aktuellen Wissensstand, sondern auch traditionelle Sichtweisen einbezieht. In der Medizin sind die Verbesserung und Förderung der Gesundheit sowie die Vermeidung von Gesundheitskrisen durch One Health von Bedeutung. One Health wurde durch den Begriff „One Welfare” erweitert und umfasst nun auch den Tierschutz und das menschliche Wohlbefinden [11].

Tabelle 8: Übersicht: Beeinflusst eine Maßnahme das Wohlergehen des Tieres?

Maßnahme [und Quelle]	**Ja**	**??**	**Nein**
Rohfleischfütterung [1; 9; 15]	✓		
Tierärztliche Kontrollen [1; 15]			✓
Mikrobiologische Kontrollen und Prophylaxe [5; 7; 9; 12]			✓
Waschung im Zeitraum von 24 Stunden vor der Sitzung		✓	
Waschung mit Chlorhexidin		✓	
Ablecken von Patienten verhindern [12]	✓		
Händedesinfektion [2; 9; 13]			✓
Vermeidung von Gruppensitzungen [5; 3]			✓
Reinigung der Räume vor und nach der Sitzung [9]			✓

In der Arbeit wurde zunächst einmal festgestellt, dass die aktuelle Datenlage zur Forschung über Hygiene und die Übertragung von Krankheiten im Rahmen der TGT sehr dürftig ist, obwohl dies in den medizinischen Fachkreisen als einer der Hauptkritikpunkte an der TGT aufgeführt wird. Die beschriebenen Praktiken zur Säuberung der Tiere entsprechen teilweise nicht den Ansprüchen des Tierschutzes und sollten mithilfe von Studien, die das Tierwohl in den Fokus nehmen, noch einmal überprüft werden.

Zu den zweifelhaften Maßnahmen zählt das Waschen der Tiere in den 24 Stunden vor den Therapiesitzungen. Bei Spaziergängen oder auf dem Weg zum Einsatzort kann der Hund auch innerhalb kurzer Zeit Kotbestandteile von Wiesen und Straßen aufnehmen und so infektiöses Material oder Parasiten in die Therapie einbringen [12].

Auch die Verwendung von Chlorhexidin wird in einigen Studien beschrieben [5]. Da dies jedoch die „objektive physische" [9, p. 250] Verfassung von Hunden aber auf Dauer nicht abschätzbar beeinflusst, ist auch davon abzusehen, da auch dies dem Tierschutz widerspricht und im schlimmsten Falle die Hautflora des Hundes verletzt [4].

Da symptomatische Tiere grundsätzlich von allen Therapiemaßnahmen ausgeschlossen sind, stellen gerade die asymptomatischen Tiere eine Gefahr für die Patienten und die Belegschaft der Einrichtung dar [9; 12]. Jedoch führen regelmäßige Tests auf Parasiten wie Würmer auch zu keinem zufriedenstellenden Ergebnis. Eine Infektion kann auch hier unbemerkt geschehen [4]. Eine Kontrolle auf Ektoparasiten wie Flöhe und Zecken und eine regelmäßige Prävention gegen Würmer sind aber sicher indiziert [7; 9]. Auch tierärztliche Kontrollen zur zusätzlichen Überwachung der Gesundheit der Hunde [1; 15] sowie eine zweite Meinung zur Einschätzung des möglichen Risikos der Überlastung sind empfehlenswert [13].

In der Literatur wird der Verzicht auf Rohfleisch auch als Faktor beschrieben, der Infektionen verhindern kann [1; 9; 15]. Die Fütterung von Rohfleisch, wie es bei der biologisch artgerechten Rohfleischfütterung (BARF) der Fall ist, birgt jedoch nicht nur das Risiko eines Mineralstoff- und Vitaminmangels, sondern auch das einer Übertragung von Krankheitserregern und Parasiten [14].

Da es keine rationale Begründung dafür gibt, einem Hund möglicherweise kontaminiertes Rohfleisch zu füttern, ist dies auch ein leicht regulierbarer Punkt, um Infektionen zu verhindern.

Das Trainieren der Hunde zur Vermeidung potenziell infektiöser Interaktionen, wie beispielsweise Belecken, sollte obligater Bestandteil der Ausbildung sein und ein Auswahlkriterium für Hunde im Therapieeinsatz darstellen. Bei der Berührung von Schleimhäuten oder verletzter Haut besteht eine erhöhte Infektionsgefahr [5; 12]. Auch dies lässt sich durch konsequentes Training ab dem Welpenalter erreichen, ohne das Wohlbefinden des Tieres einzuschränken.

Eine ausreichende Hygiene im Krankenhaus hat sich in den meisten Studien als wirksames Mittel gegen die Übertragung von Krankheiten zwischen Tieren und Menschen herausgestellt [1; 3; 4; 6; 9]. Gerade bei Gruppentherapien ist die Gefahr, dass der Hund als Vektor dient, sehr hoch, da er nicht nur von einer Person angefasst wird [5; 3]. Wenn alle vor und nach den Sitzungen eine strenge Händehygiene einhalten, können Infektionen nachweislich vermieden werden [2; 9; 13]. Diese Praxis sollte im Krankenhaus nicht nur obligatorisch sein, sondern auch zum Wohle des Tieres den Zwangsmaßnahmen gegenüber bevorzugt werden.

6.3 Fazit und Ausblick

Die Datenlage zur Hygiene in der tiergestützten Therapie (TGT) ist unzureichend. Mehrere gängige Praktiken, wie das kurzfristige Waschen von Hunden oder die Anwendung von Chlorhexidin, stehen im Widerspruch zum Tierschutz und sind wissenschaftlich nicht ausreichend belegt. Auch asymptomatische Tiere bergen ein unterschätztes Risiko, das durch bestehende Tests nicht sicher ausgeschlossen werden kann.

Um Infektionsrisiken zu minimieren und gleichzeitig das Tierwohl zu wahren, sind folgende Maßnahmen zentral:

- Verzicht auf Rohfleischfütterung
- regelmäßige tierärztliche Kontrollen und antiparasitäre Prophylaxe
- Verhaltenstraining der Hunde zur Vermeidung infektiöser Kontakte.
- Verbindliche Händehygiene für alle Beteiligten.

Zukünftige Forschung sollte interdisziplinär ausgerichtet sein und evidenzbasierte Standards entwickeln, die medizinische Sicherheit und tiergerechte Praxis gleichermaßen berücksichtigen.

6.4 Literaturverzeichnis

1. Barker, S.B., Gee, N.R., 2021. Canine-Assisted Interventions in Hospitals: Best Practices for Maximizing Human and Canine Safety. Front. Vet. Sci. 8, 615730. https://doi.org/10.3389/fvets.2021.615730
2. Chubak, J., Adler, A., Bobb, J.F., Hawkes, R.J., Ziebell, R.A., Pocobelli, G., Ludman, E.J., Zerr, D.M., 2024. A Randomized Controlled Trial of Animal-assisted Activities for Pediatric Oncology Patients: Psychosocial and Microbial Outcomes. J. Pediatr. Health Care 38, 354–364. https://doi.org/10.1016/j.pedhc.2023.09.010
3. Dalton, K.R., Carroll, K.C., Carroll, K.C., Grice, E.A., Davis, M.F., 2020. 817. Exploring Microbial Community Alterations during Hospital Animal-Assisted Intervention Programs. Open Forum Infect. Dis. 7, S450–S451. https://doi.org/10.1093/ofid/ofaa439.1006
4. Dalton, K.R., Ruble, K., Carroll, K.C., Redding, L.E., Chen, A.R., Grice, E.A., Morris, D.O., Davis, M.F., 2021a. Impact of a Chlorhexidine Decolonization on the Nasal and Dermal Microbiome of Therapy Dogs Participating in Hospital Animal-Assisted Intervention Programs: A Pilot Study. https://doi.org/10.1101/2021.02.11.21250783
5. Dalton, K.R., Ruble, K., Redding, L.E., Morris, D.O., Mueller, N.T., Thorpe, R.J., Agnew, J., Carroll, K.C., Planet, P.J., Rubenstein, R.C., Chen, A.R., Grice, E.A., Davis, M.F., 2021b. Microbial Sharing between Pediatric Patients and Therapy Dogs during Hospital Animal-Assisted Intervention Programs. Microorganisms 9, 1054. https://doi.org/10.3390/microorganisms9051054

6. Edner, A., Lindström-Nilsson, M., Melhus, Å., 2021. Low risk of transmission of pathogenic bacteria between children and the assistance dog during animal-assisted therapy if strict rules are followed. J. Hosp. Infect. 115, 5–9. https://doi.org/10.1016/j.jhin.2021.04.025
7. Hamilton-Bruce, M.A., Young, J., Nottle, C., Hazel, S.J., Milton, A.G., McDowall, S., Mani, B., Koblar, S., 2023. Developing and Planning a Protocol for Implementing Health Promoting Animal Assisted Interventions (AAI) in a Tertiary Health Setting. Int. J. Environ. Res. Public. Health 20, 6780. https://doi.org/10.3390/ijerph20186780
8. IAHAIO, 2018. IAHAIO-Weißbuch: Definitionen der IAHAIO für tiergestützte Interventionen und Richtlinien für das Wohlbefinden der beteiligten Tiere.
9. Meers, L.L., Contalbrigo, L., Samuels, W.E., Duarte-Gan, C., Berckmans, D., Laufer, S.J., Stevens, V.A., Walsh, E.A., Normando, S., 2022. Canine-Assisted Interventions and the Relevance of Welfare Assessments for Human Health, and Transmission of Zoonosis: A Literature Review. Front. Vet. Sci. 9, 899889. https://doi.org/10.3389/fvets.2022.899889
10. Michel, M., 2024. Tierschutzkonzepte, in: Rechtsgemeinschaft mit Tieren. Springer Fachmedien Wiesbaden, Wiesbaden, pp. 245–267. https://doi.org/10.1007/978-3-658-44447-1_12
11. One Health High-Level Expert Panel, 2022. One Health High-Level Expert Panel Annual Report 2022.
12. Santaniello, A., Sansone, M., Fioretti, A., Menna, L.F., 2020. Systematic Review and Meta-Analysis of the Occurrence of ESKAPE Bacteria Group in Dogs, and the Related Zoonotic Risk in Animal-Assisted Therapy, and in Animal-Assisted Activity in the Health Context. Int. J. Environ. Res. Public. Health 17, 3278. https://doi.org/10.3390/ijerph17093278
13. Townsend, L., Gee, N.R., 2021. Recognizing and Mitigating Canine Stress during Animal Assisted Interventions. Vet. Sci. 8, 254. https://doi.org/10.3390/vetsci8110254
14. Tuska-Szalay, B., Papdeák, V., Vizi, Z., Takács, N., Hornok, S., 2024. Parasitological and molecular investigation of consequences of raw meat feeding (BARF) in dogs and cats: implications for other pets living nearby. Parasitol. Res. 123, 114. https://doi.org/10.1007/s00436-024-08124-1
15. Wolken, S., Dreesman, J., Rocker, D., Henke-Gendo, C., 2023. Characteristics of Animal-assisted Interventions in the state of Lower Saxony, Germany, with a focus on hygiene in health care facilities. One Health 17, 100620. https://doi.org/10.1016/j.onehlt.2023.100620

Kapitel 7

Patientenwohl – Patientenschutz: Hunde in der Arztpraxis unter Berücksichtigung des Hygienerechts in D-A-CH

Andreas Schwarzkopf

7.1 Einleitung

Der gezielte Einsatz von Therapiehunden in medizinischen Einrichtungen erfreut sich wachsender Beliebtheit. Mittlerweile ist es als evidenzbasiert anzusehen, dass, sofern keine Angst vor Hunden besteht, alleine die Präsenz eines Hundes, erst recht aber der körperliche Kontakt, bei Menschen, vor allem Kindern, das psychische Wohlbefinden von Patienten, insbesondere in der Schmerztherapie, Psychiatrie, Geriatrie, aber auch bei angstbelegten Arztbesuchen (Zahnarzt, anstehende Injektionen z. B.) verbessern.

Dennoch gilt es, hygienische Vorgaben einzuhalten. Dazu gibt es auch gesetzliche Regelungen und solche auf Empfehlungsbasis, die in Deutschland, Österreich und der Schweiz teils ähnlich, teils unterschiedlich zu beachten sind.

7.1.1 Allgemeine Anforderungen an Hygiene und Infektionsschutz

In allen drei Ländern bildet der Schutz vor nosokomialen Infektionen die Grundlage jeder hygienerechtlichen Betrachtung. Hierbei gilt das Prinzip der Risikobewertung und Güterabwägung, d. h. zu erreichende Vorteile müssen gegen mögliche Nachteile abgewogen und Maßnahmen zur Abwendung von Infektionen ergriffen werden. Dabei wird das Risiko auf Grund althergebrachter Vorurteile oft überschätzt. Fakt ist, dass die Mikrobiome, früher als Flora bezeichnet, bei Menschen und Hunden in Bezug auf vorkommende Bakteriengattungen und -spezies zu 99,9 % gleich zusammengesetzt sind. Die verbleibende Differenz bezieht sich vor allem auf die Bakteriengattungen *Capnocytophaga* und *Pasteurella*, die vor allem nach Bissen oder Eindringen in bestehende kleine Wunden nach Belecken, Infektionen auslösen können. Über 90 % der Bakterien und Pilze in den menschlichen Mikrobiomen – und so auch bei Hunden – sind fakultativ pathogen, z. B. wird sich das Darmbakterium *Escherichia coli* im Darm nützlich machen, in den Harnwegen aber einen Harnwegsinfekt auslösen.

Generelles Tierverbot besteht in Küchen und der Umgang mit infektiösen Patienten sowie solchen, die mit multiresistenten Erregern wie MRSA besiedelt sind, ist in der Regel kontraindiziert.

Neben hygienerechtlichen Fragen ist auch das Haftungsrecht zu berücksichtigen:

> **!**
>
> Bei Verletzungen, allergischen Reaktionen oder Hygienemängeln kann die Praxis haftbar gemacht werden (§ 823 BGB/§ 1295 ABGB/OR 41)

7.2 Hygienerechtsgrundlagen in Deutschland

Die rechtliche Grundlage in Deutschland zum Schutz von Patienten bildet das Infektionsschutzgesetz (IfSG), insbesondere §§ 23 Abs. 3 IfSG, ergänzt durch die KRINKO-Empfehlungen (Kommission für Infektionsprävention in medizinischen Einrichtungen und Unternehmen und Einrichtungen der Pflege und Eingliederungshilfe), hier u. a. „Tiergestützte Interventionen und Besuche in medizinischen Einrichtungen", 2020).

Der Einsatz von Hunden muss auf der Basis einer (am besten schriftlich festgelegten) Risikobewertung erfolgen. Es wird empfohlen, tiergestützte Maßnahmen nur in dafür vorgesehenen, klar von definierten Risikobereichen abgetrennten Räumlichkeiten durchzuführen. Zudem sind spezifische Hygienepläne zu erstellen, die u. a. tierärztliche Gesundheitsnachweise, Parasitenprophylaxe, regelmäßige Fellpflege und den Umgang mit z. B. Trink- und Fressnapf sowie dem Hundeplatz umfassen. [2]

Zu beachten ist auch das Rechtsgebäude des Arbeitsschutzes vor Infektionen, vertreten durch die Biostoff V und die TRBA 250. Hier sind jedoch in der Regel keine zusätzlichen Maßnahmen erforderlich.

7.3 Hygienerechtsgrundlagen in Österreich

In Österreich gelten das Epidemiegesetz und die Empfehlungen des Bundesministeriums für Gesundheit (Leitlinie „Tiere im Gesundheitswesen" des Bundesministeriums für Gesundheit 2017) als maßgeblich. Der Hygieneplan einer Praxis muss bei Integration von Tieren erweitert werden.

Besonders zu beachten ist die Leitlinie „Tiere im Gesundheitswesen" des Gesundheitsministeriums. Der Aufenthalt von Hunden in Warte- oder Behandlungszimmern ist nur unter Auflagen gestattet, etwa mit vorheriger schriftlicher Zustimmung der Patienten, Sicherstellung der Sauberkeit (z. B. Pfotenreinigung) sowie einem dokumentierten Schulungsnachweis des Praxispersonals im Umgang mit tiergestützten Interventionen. Auch die Haftungsfrage ist zu berücksichtigen – etwa bei allergischen Reaktionen oder Zwischenfällen.

Zu denken ist auch an die in Österreich weit verbreitete Maulkorb-(Beißkorb-) Pflicht, z. B. in öffentlichen Verkehrsmitteln und Flächen.

7.4 Hygienerechtsgrundlagen in der Schweiz

In der Schweiz regeln das Epidemiengesetz (EpG), die Hygieneverordnung sowie kantonale Vorschriften den Einsatz von Tieren im Gesundheitsbereich. Die Schweizerische Gesellschaft für Spitalhygiene (SGSH) empfiehlt, tiergestützte Aktivitäten nur nach vorheriger Risikoanalyse und unter Einhaltung strenger Hygienestandards zuzulassen. Dies umfasst unter anderem ein Betretungsverbot für sterile Bereiche, regelmäßige Gesundheitschecks der Hunde, Schulung des Personals und Einwilligung der Patient:innen. In vielen Kantonen ist zusätzlich eine Meldung beim kantonsärztlichen Dienst erforderlich.

7.5 Praktische Umsetzung und Empfehlungen

Ein praxistaugliches Hygienekonzept sollte folgende Punkte umfassen:

- Einsatz ausschließlich gesunder Hunde mit ruhiger Wesensart und Stresstoleranz
- Begrenzung auf definierte Einsatzzeiten und -räume
- Regelmäßige (mindestens jährliche) tierärztliche Kontrollen (Impfungen, Parasitenschutz (durch regelmäßige Stuhluntersuchungen und/oder Routineentwurmung)
- Regelmäßige Fellpflege, Krallenpflege, Maul- und Ohrenkontrolle
- Ausschlusskriterien: Allergien, Immunsuppression, offene Wunden bei Patient:innen
- Dokumentierte Schulung des Praxispersonals im tiergestützten Umgang und Hygienemanagement
- Dokumentation der Maßnahmen und Patientenaufklärung sowie -einwilligung
- Die Einbindung in das Qualitätsmanagementsystem (QMS) der Praxis ist ratsam

7.6 Fazit

Der Einsatz von Hunden in Arztpraxen kann unter Einhaltung klar definierter hygienischer und rechtlicher Rahmenbedingungen einen psychologischen Mehrwert bieten und die Voraussetzungen für die Heilung verbessern. Entscheidend ist ein professionelles Gesamtkonzept auf der Basis einer einrichtungsindividuellen Risikobewertung.

7.7 Weiterführende Literatur

1. Schwarzkopf A. Tiere in Einrichtungen des Gesundheitsdienstes und der Pädagogik. 5. Auflage. Supportverlag des Institut Schwarzkopf, Aura an der Saale, 2025.
2. Geibel M-A. QM-Handbuch Dens caninus©, Eine Handreichung zum Einsatz von Praxishunden zur Unterstüzung der zahnärztlichen Therapie bei Patienten in Zahnarztpraxen, 1. Auflage, Institut Schwarzkopf 2021 https://www.institutschwarzkopf.de/broschueren/

Kapitel 8

Dens Caninus – Der Praxishund erobert die Zahnmedizin

Margrit-Ann Geibel

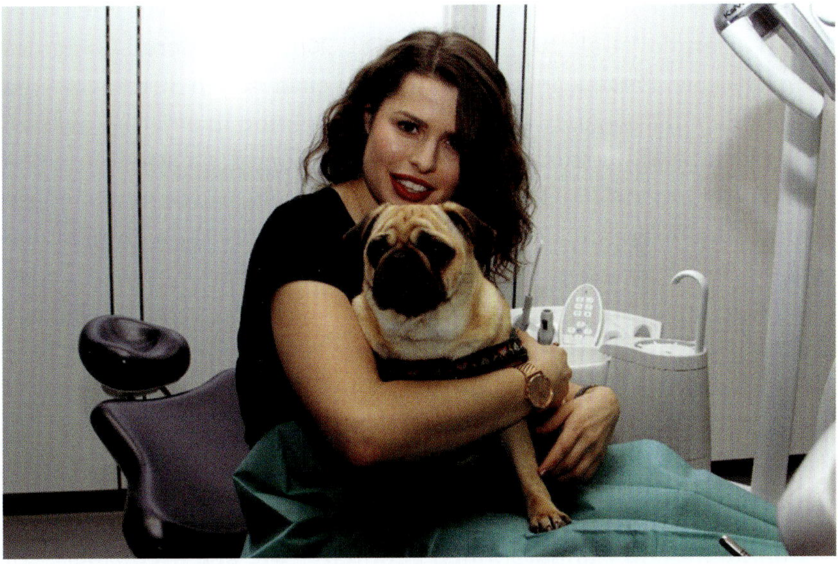

Abb. 4: Patientin mit Hund

Der Hund (Lupus canis familiaris) ist ein treuer Begleiter des Menschen – seit Jahrhunderten (Geibel et al. 2018). Die eigentliche Haushundwerdung begann vor ca. 15 000 Jahren. Vom Jagd- und Schutzhund entwickelte sich der Hund in der modernen Gesellschaft zum Sozialpartner und Begleithund (TVT 2018).

Hunde zeichnen sich unter anderem dadurch aus, dass sie aufmerksam die nonverbalen wie verbalen Signale des Menschen registrieren und menschliche Befindlichkeiten und Verhaltensweisen erkennbar spiegeln. Durch diese spezielle Eigenschaft haben sich ausgebildete Therapiehunde einen festen Platz in der Pädagogik, aber auch im Bereich der Medizin erobert.

Die Mehrheit der Bevölkerung geht mit einem ängstlichen Gefühl in die zahnärztliche Praxis. 20 Prozent der Bevölkerung werden bei Behandlungen in der Zahnmedizin als gesichert „ängstlich" eingestuft. Studien von Jöhren aus 2002 belegen, dass rund 6 Prozent aller zahnmedizinischen Patienten wegen ihrer starken Angstzustände überhaupt nicht in der Lage sind, eine Zahnarztpraxis aufzusuchen (Geibel et al. 2012, Jahnke et al. 2009, Jöhren et al. 2002). Der Berufsalltag des zahnärztlichen Praxisteams ist geprägt von einer hohen Stressbelastung. Das Streben nach handwerklich hoher Perfektion in einer komplexen Arbeitsstruktur, die zusätzlich zur Behandlung der Patienten einen großen Dokumentations- und Organisationsaufwand betreiben muss, fordert seinen Tribut. Daher ist es nicht verwunderlich, dass in den vergangenen Jahren eine Zunahme von Depressionen, Angstzuständen und auch Behandlungsängsten bei den Zahnärzten und vor allem auch Zahnärztinnen beobachtet werden konnte (Jin et al, 2015, Jöhren et al. 2002, Prasad et al. 2017). Langfristige körperliche Auswirkungen sind u. a. chronische Kopfschmerzen, Herzkreislauferkrankungen und eine Schwächung des Immunsystems (Koenen et al. 2009, Rada et al. 2004, Revankar et al. 2017).

Zahnärzte und Zahnärztinnen gehören – wie alle Mediziner – zu den gefährdeten Berufsgruppen bezüglich Überlastung und Überforderung durch Berufsstress. Unzufriedenheit, Burnout-Symptome und Selbstmordrate nehmen zu (Beschoner et al. 2016, Reitenmeier et al. 2012, Tawfik et al. 2018). Schon im Studium erkranken Akademiker mit höherer Wahrscheinlichkeit an Depression als Nicht-Akademiker (Barmer

Report 2018). Eigene Untersuchungen belegen die Überforderung der Zahnmedizinstudierenden im klinischen Semester (Geibel et at 2021).

Vor diesem Hintergrund ist es naheliegend und sinnvoll, sich wissenschaftlich mit dem möglichen Mehrwert eines Therapiehundes – auch speziell für die Zahnmedizin – auseinanderzusetzen:

1. für den Einsatz bei den angstbehafteten Patienten;
2. zur Stressreduktion im zahnärztlichen Alltag;
3. als Präventiv zur Stressreduktion im Rahmen des Zahnmedizinstudiums.

8.1 Therapiehunde und ihre Einsatzgebiete

Im medizinischen Arbeitsfeld nimmt der Hund als Co-Therapeut in den vergangenen Jahren zunehmend einen festen Stellenwert ein. Als Blindenhund oder auch als Frühwarnsystem für epileptische Anfälle ist er im Alltag von Patienten eine Unterstützung zur Aufrechterhaltung der persönlichen Selbstständigkeit. Das Feld für den positiven Einsatz ist aber noch weiter gesteckt, reicht von der Verbesserung der kognitiven Leistungen bei Demenzerkrankten bis zur Hilfe als Begleiter bei psychischen Störungen und Trauma-Behandlungen (Jagielski et al. 2014).

In der Pädagogik hilft der Hund in Kindertagesstätten oder auch in Schulen. Hier sind es vor allem seine beruhigenden Fähigkeiten zur Stress-Reduktion und Verbesserung der Aufmerksamkeit bei Kindern und Jugendlichen, die dem ausgebildeten Hund einen festen Platz im pädagogischen Feld gesichert haben (Palestrini et al. 2017).

Nachstehend die unterschiedlichen „Arbeitsfelder" von Hunden im medizinischen Arbeitsfeld.

8.1.1 Assistenzhunde

Assistenzhunde sind speziell ausgebildete Hunde, die Aufgaben erlernen, um Menschen mit einer Behinderung im Alltag zu helfen. Die Verordnung über Assistenzhunde aus dem Jahr 2022 regelt die Anforderungen an die Eignung als Assistenzhund, die Ausbildung und Prüfung von

Assistenzhunden und Mensch-Assistenzhund-Gemeinschaften sowie die Zulassung von Ausbildungsstätten und Prüfern.

Das Behindertengleichstellungsgesetz enthält Regelungen über Assistenzhunde, u. a. zu Beschaffenheit, Ausbildung, Prüfung und Haltung der Hunde. Die Kennzeichnung des Assistenzhundes mit dem Assistenzhund-Logo oder das Vorzeigen des Ausweises über die Mensch-Assistenzhund-Gemeinschaft genügt, um das Zutrittsrecht für Menschen mit Behinderungen in Begleitung ihres Assistenzhundes zu gewährleisten.

Mit der Regelung darf seit 2022 Menschen mit Behinderungen der Zutritt zu für den allgemeinen Publikums- und Benutzungsverkehr zugänglichen Anlagen und Einrichtungen nicht wegen der Begleitung durch den Assistenzhund (zu dem auch Blindenführhunde zählen) verweigert werden.

Die Gesundheitsprüfung sieht eine umfassende Untersuchung des mindestens 12 Monate alten Hundes vor. Das Zertifikat für den ausgebildeten Assistenzhund bleibt gültig, bis der Hund das zehnte Lebensjahr vollendet hat (AHundV 2022).

8.1.2 Therapiehunde

Therapiehunde in der tiergestützten Therapie werden in unterschiedliche Klassen eingestuft:

- **AAA – Animal Assisted Activities.** Einsatz der Hunde bei tiergestützten Fördermaßnahmen zur Motivationssteigerung. Die Arbeit mit dem Hund ist dabei meistens ehrenamtlich oder als Tierbesuchsdienst eingeordnet. Das bedeutet, dass gezielt Bewohner einer Einrichtung, z. B. in Altenheimen oder auch Psychiatrien, regelmäßig besucht werden. Über die Einsätze wird keine Dokumentation geführt. Der Hund ist hier nicht an Therapien beteiligt, Ziel ist auch keine spezifisch medizinische Maßnahme, sondern eine Verbesserung des Allgemeinbefindens der Patienten (Debra 2008).
- **AAP – Animal Assisted Pedagogy.** Einsatz ausgebildeter Hunde in Kindergärten und Schulen (Glenk et al. 2014).

Der Therapiehund wird gezielt in pädagogischen Fördermaßnahmen eingesetzt und zwar sowohl in Einzel- wie auch Gruppenarbeit. Sehr häufig wird mit Kindern und Jugendlichen gearbeitet, die verhaltensauffällig sind. Verbessert werden soll bei diesen hundegestützten Förderungsmaßnahmen die emotionale und soziale Intelligenz. Der Hund hat dabei belegbar positiven Einfluss auf Lernprozesse und auf die Aus- und Weiterbildung der Menschen (Chubak et al. 2017, Nimer et al. 2017).

Eine Sonderform zwischen AAA und AAP ist der Einsatz in der Geriatrie. Hier wird der Therapiehund zur Verbesserung der Erinnerungsfähigkeiten von DemenzpatientInnen eingesetzt und es werden gezielte Übungen gemacht, deren individuelle Auswirkungen auch dokumentiert werden (Debra 2008).

- **AAT – Animal Assisted Therapy**

  Bei diesem Einsatz der ausgebildeten Hunde im therapeutischen Bereich setzen Fachkräfte (Therapeuten/Ärzte/Pädagogen) den Hund gezielt ein. Das bedeutet, dass in diesem Bereich eine gezielte Dokumentation mit dem „Ist und Soll“ des therapeutischen Einsatzes nicht nur durchgeführt, sondern von den Therapeuten auch regelmäßig reflektiert wird. Verbessert werden sollen durch den Therapiehund die körperlichen, sozialen, emotionalen und kognitiven Fähigkeiten der PatientInnen. Der Bereich erstreckt sich von der Psychiatrie über die Logopädie bis zur Physiotherapie, in der diese speziell ausgebildeten Hunde erfolgreich eingesetzt werden. In den vergangenen Jahren ist auch zunehmend der Vorteil beim Einsatz von Stationstieren und Tierbegegnungshäusern untersucht worden (Debra 2008).

8.1.3 Gründe für den Einsatz einer „tiergestützten Interaktion“ in der Zahnmedizin

80 % der Allgemeinbevölkerung kommen in die zahnärztliche Praxis mit einem ängstlichen Gefühl. 20 % der Bevölkerung wird als gesichert „ängstlich“ eingestuft. Davon sind sogar 5–6 % aufgrund ihrer starken

Angstzustände gar nicht in der Lage, eine Zahnarztpraxis aufzusuchen und können somit keine zahnärztlichen Behandlungen in Anspruch nehmen. Angstpatienten stellen damit einen Anteil von rund 70 Prozent aller Patienten in der Zahnmedizin dar (Geibel et al. 2014, Jahnke et al. 2009, Jöhren et al. 2002).

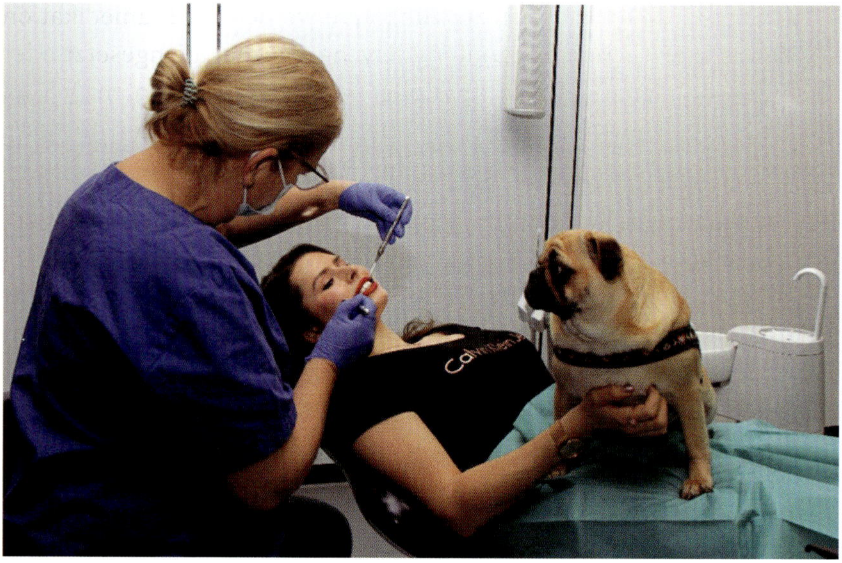

Abb. 5: Das Streicheln eines Hundes entspannt auch während der zahnärztlichen Behandlung. Die Frage ist allerdings, ob das Wohlbefinden des Hundes in der Behandlungssituation bis dato ausreichend berücksichtigt wurde. Hier ist weitergehender Forschungsbedarf angezeigt.

8.1.3.1 Verbesserung der Patientencompliance

Durch diese ablehnende Grundhaltung des überwiegenden Teils der zahnmedizinischen Patienten ist davon auszugehen, dass die Patientencompliance deutlich reduziert ist, da der Patient mit Angst oder Stressymptomen bei der Kommunikation in der Zahnarztpraxis (Aufklärung/Medikamenteneinnahme/Verhalten etc.) erhebliche Einschränkungen hat.

Das Verhalten des Zahnarztes und seines Teams spielt in Bezug auf die Angstentwicklung eine große Rolle, weshalb eine gute Arzt-Patient-Beziehung und Kommunikation zur Besserung oder vollständigen Vermeidung beitragen (Abbildung 5, 4) (Geibel et al 2014, Geibel et al. 2016, Reichert et al. 2019, Tuschy-Hagmann et al 2019).

Als Standardmedikationen zur Anxiolyse werden zur Prämedikation vor der zahnärztlichen Behandlung Psychopharmaka eingesetzt oder auch Behandlungen unter Lachgas oder Vollnarkose angeboten (Jöhren et al. 2002). Die Krankenkassen übernehmen die Kosten für eine Verhaltenstherapie bei Zahnarztphobie.

Auch Hypnosebehandlungen sind für Patienten mit Angst oder auch Angststörungen in der Zahnmedizin etabliert (Halsband et al. 2015).

8.1.3.2 Positive Auswirkungen des ausgebildeten Hundes als Mitarbeiter in der zahnärztlichen Praxis

Der ausgebildete Hund als Mitarbeiter in der Zahnarztpraxis hat positive Effekte auf die zahnärztliche Behandlung. Bereits 1962 hat die Arbeitsgruppe von Levinson beobachtet, dass sich mit einem Therapiehund das Behandlungsklima entscheidend verbessert. Der Hund ist ein stiller Verbündeter, der Sicherheit gibt (Levinson 1962). Untersucht wurde auch, ob die Anwesenheit eines Hundes hilft, die Schmerzempfindung zu reduzieren. Das Streicheln eines Hundes entspannt. Schmerzen werden weniger stark wahrgenommen (Otterstedt 2007). Belegt ist auch von der Arbeitsgruppe um Wohlfahrt, dass durch die aktive Beschäftigung mit dem Hund der Patient seine Behandlung als kürzer und angenehmer wahrnimmt (Wohlfahrt et al. 2013). Auch ist nachgewiesen, dass bereits der Blickkontakt mit einem Hund die Oxytocinproduktion anregt. (Nagasawa et al. 2015).

8.1.4 Grundsätzliche Voraussetzung für den Einsatz eines Therapiehundes in der Zahnmedizin bei der Patientenversorgung und in der studentischen Lehre

Für den zahnmedizinischen Einsatz eines Therapiehundes in Praxen oder auch Kliniken ist eine Hygienebeurteilung zwingend. Das Gesundheitsamt ist für die ambulante Zahnarztpraxis die überwachende Behörde. An Krankenhäusern und Kliniken muss zusätzlich ein positives Votum der Verwaltung und auch der Rechtsabteilung vorliegen, wenn ein Therapiehund in der Lehre oder auch Krankenversorgung (z. B. als Therapiehund bei Kindern in der stationären Psychotherapie) eingesetzt wird (Prothmann 2005).

8.1.4.1 Ausbildungsvoraussetzungen des Tierhalters für den Einsatz eines Therapiehundes

Tiergestützt arbeitende Menschen müssen über die Fähigkeit verfügen, Gesundheit, Wohlbefinden und charakterliche Eignung des eingesetzten Tieres richtig einzuschätzen. Sie müssen in der Lage sein, Stresssignale und Anzeichen für Überforderung richtig zu deuten und Einsatzbedingungen rechtzeitig zu ändern (Arbeit unter- oder abbrechen, Ausgleich anbieten). Jeder Hinweis auf eine klinische Erkrankung schließt den Einsatz des Hundes aus und ist im Zweifelsfall mit dem betreuenden Tierarzt zu besprechen (TVT 2018).

Die Tierschutzaspekte und pädagogischen oder auch hygienischen Voraussetzungen sind gesetzlich geregelt (Weber et al. 2003).

8.1.4.2 Kontraindikationen für den Einsatz eines Therapiehundes in der Zahnmedizin

Sowohl für den Einsatz in der studentischen Lehre als auch für den Einsatz im Rahmen der Patientenversorgung gelten grundsätzliche Kontraindikationen:

- Allergien,
- Asthma

- Multiresistente Erreger
- Immunsuppression
- Phobien

Für alle geplanten Interventionen muss ein grundsätzliches Einverständnis des Studierenden bzw. des Patienten und des jeweiligen zahnärztlichen Praxisteams schriftlich vorliegen.

8.1.4.3 Therapiehund in der studentischen Lehre

Die psychische Belastung der Studierenden nimmt nachweislich zu. Die Verordnung von Antidepressiva für junge Erwachsene im Alter von 18–25 Jahren steigerte sich 2018 um 60 Prozent. Die Anzahl der diagnostizierten Depressionen stieg um 76 Prozent (Barmer Ärztereport 2018). Auch eine Zunahme von psychiatrischen Erkrankungen im Alter von 12–25 Jahren ist zu beobachten. Das Depressionsrisiko steigt im Verlauf des Studiums. Mit 18 Jahren haben Nicht-Studierende nur ein halb so großes Risiko, an Depression zu erkranken wie Studierende. Während die Erstdiagnose „Depression" bei Nicht-Studierenden bis zu deren dreißigstem Lebensjahr im Laufe der Jahre abnimmt, steigt sie mit zunehmendem Lebensalter und Studienzeit drastisch an (Barmer Ärztereport 2018).

In der Depressionstherapie finden sich Studien, die einen erfolgreichen Einsatz der tiergestützten Therapie mit Hund belegen. Die hundegestützte Therapie hat auch bei posttraumatischen Erfahrungen von Kriegsveteranen mehr Erfolg als eine konventionelle Psychotherapie und Verhaltenstherapie (Lass- Hennemann et al. 2018).

In der studentischen Lehre wird der Therapiehund eingesetzt, um den Stress in der Vorlesung zu minimieren (Delgado et al. 2018). Das wirkt sich positiv auf das Lernklima aus. Die Aufnahmefähigkeit und das Lerngedächtnis werden verbessert. Auch die Motivation, an der Vorlesung teilzunehmen, steigt (Abbildung 2). Der gesenkte Stresslevel steigert außerdem die Belastungsfähigkeit der Studierenden. Das Streicheln eines Hundes hat positive Eigenschaften auf Blutdruck und Herzfrequenz (Allen et al. 2001, Glenk et al. 2014).

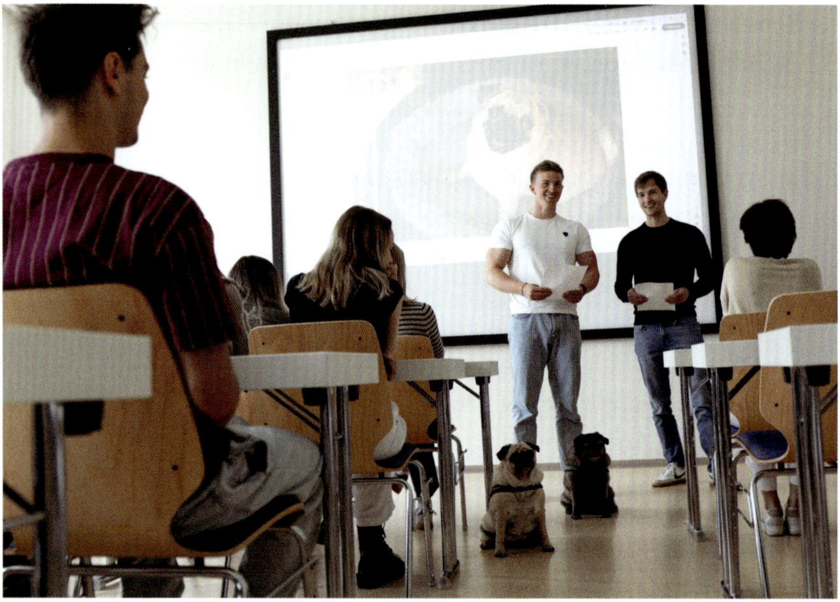

Abb. 6: Der eingesetzte Therapiehund in der studentischen Lehre kann eine positive Arbeitshaltung unterstützen. Danube Private University GmbH (DPU)

8.2 Ziel und Fragestellung

Untersucht wurden mögliche tiergestützte Interventionen im Studium der Zahnmedizin und in der ambulanten Zahnarztpraxis auf ihre Wirksamkeit. Folgende Forschungsfragen wurden gestellt:

1. Sinkt der subjektive Stresslevel der Studierenden der Zahnmedizin im klinischen Abschnitt ihres Studiums beim Einsatz des Therapiehundes in der zahnmedizinischen Lehre nachweisbar?
2. Verbessert sich die Motivation der Studierenden bei Anwesenheit eines Therapiehundes?
3. Sind die Studierenden mit dem Einsatz eines Vorlesungshundes einverstanden?
4. Welche Patienten sind besonders geeignet für den Einsatz eines Praxishundes in der Zahnmedizin?

5. Welche Tierschutz-Aspekte, hygienischen Voraussetzungen und rechtlichen Aspekte sind zu beachten, wenn ein ausgebildeter Praxishund in der ambulanten Zahnmedizin eingesetzt werden soll?
6. Welche Forschungsfelder können weiter entwickelt werden für die wissenschaftliche Erforschung der Auswirkungen beim Einsatz eines speziell ausgebildeten Praxishundes für die Zahnmedizin?

8.3 Material und Methoden

8.3.1 Übersicht der untersuchten Forschungsfragen

Tabelle 9: Ablaufplan des wissenschaftlichen Pilotprojektes: Dens caninus – Tiergestützte Therapie in der Zahnmedizin

<table>
<tr><th colspan="3">Dens caninus – Tiergestützte Therapie in der Zahnmedizin</th></tr>
<tr><td colspan="3">Ausbildung des Therapiehundes mit Schwerpunkt Pädagogik bei Teamtraining München 2017</td></tr>
<tr><td colspan="3">Abschluss „Fachkraft tiergestützte Therapie, Schwerpunkt Pädagogik“</td></tr>
<tr><td colspan="2">Pilotprojekt
Therapiehund in der Lehre
Universität Ulm und Danube Private University</td><td>Pilotprojekt
Dens caninus in der zahnärztlichen Praxis</td></tr>
<tr><td>Universität Ulm
WS 2017/2018</td><td>Danube Private University
2017–WS 2018/2019</td><td>Pilotweiterbildung Zahnarztpraxis
April 2018–Juli 2018
QM-Handbuch</td></tr>
<tr><td>Re-Evaluation
WS 2023/24</td><td>Danube Private University
2023/2024 WS</td><td>Masterkurse Implantologie PUSH
ZMK, Patientenkommunikation, Gender
(6.–7. Semester Zahnmedizin)</td></tr>
<tr><td colspan="3">Danube Private University, Dens Caninus Ausbildung für Studierende der Human-und Zahnmedizin, seit 2024</td></tr>
</table>

8.3.2 Auswahl und Ausbildung des Therapiehundes für das Pilotprojekt

8.3.2.1 Herkunft und Ausbildung des Therapiehundes

Ausgewählt wurde für dieses Forschungsprojekt ein Hund der Rasse Mops. Möpse gehören nach FCI (Federation cynologique internationale) Klassifikation zur Gruppe 9 (Gesellschafts- und Begleithunde) und Sektion 11 (kleine doggenartige Hunde ohne Arbeitsprüfung). Das Verhalten, der Charakter und das Wesen werden in der FCI-Rassebeschreibung beschrieben mit: Viel Charme, Würde und Intelligenz. Ausgeglichen, fröhlich und lebhaft. Disqualifizierende Merkmale, die zum Zuchtausschluss führen, sind: Aggressive oder extrem ängstliche Hunde und Hunde, die deutliche physische Abnormalitäten oder Verhaltensstörungen aufweisen (FCI 2011).

Der in dieser Studie eingesetzte Mopshund wurde vom Züchter aus dem Mops-Zuchtverband e.V. erworben. Mit dem erfahrenen Züchter wurde der Welpe ausgewählt, der für den geplanten therapeutischen Einsatz als geeignet angesehen wurde.

Der in diesem Pilotprojekt eingesetzte Therapiehund wurde ab dem Alter von 6 Monaten an der Danube Private University (DPU) in Krems regelmäßig mit der Vorlesungssituation vertraut gemacht.

Die Ausbildung zum Therapiehund erfolgte in München bei teamtraining unter Leitung von Angela Tang. Der Mops startete seine fünfmonatige Ausbildung zum Therapiehund für den pädagogischen Bereich im Alter von 1,5 Jahren.

2017 bestand der Mops die Abschlussprüfung als Therapiehund erfolgreich. Prof. Dr. Margrit-Ann Geibel schloss diese Weiterbildung ab mit dem Zertifikat als „Fachkraft tiergestützte Therapie, Schwerpunkt Pädagogik".

8.3.3 Studierendenkollektiv

Greta und Lina, die einjährige Halbschwester von Greta, wurden als Präsenzhunde in der Vorlesung und im Seminar Gender Dentistry in einer viertägigen Blockvorlesung eingesetzt. Die Vorlesung und das Seminar Gender Dentistry wird von mir als Lehrstuhlinhaberin für das Fachgebiet Genderspecific Dentistry gehalten und für diese Pilotstudie im Zeitraum Sommersemester 2018 bis Wintersemester 2018/19 mit 75 Studierenden evaluiert (Abbildung 7).

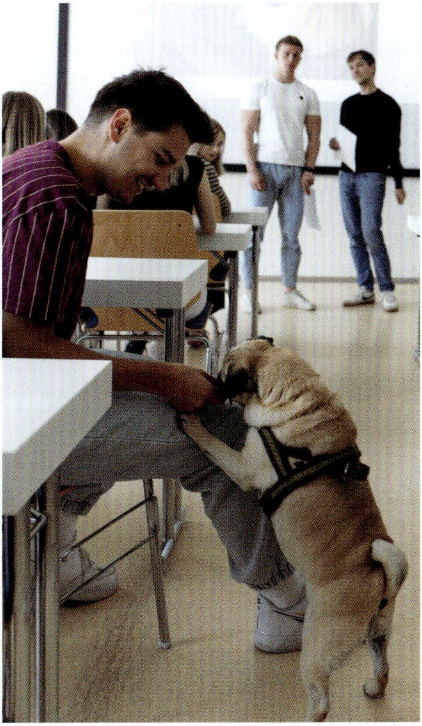

Abb. 7: Therapiehund im Rahmen der Vorlesung, Danube Private University (DPU). Danube Private University GmbH (DPU)

8.3.3.1 Fragebogen für die Studierenden der Universitäten Ulm und der DPU

Entwickelt wurde ein dichotomer Fragebogen mit 5 Fragen. Ziel war es, das subjektive Empfinden der Studierenden beim Einsatz eines Therapiehundes im Rahmen der Vorlesung zu evaluieren.

Es wurden einfache „ja-nein" Fragen gestellt.

Frage 1: Freuen Sie sich auf die Vorlesung, wenn Sie wissen, dass Therapiehund Greta anwesend ist?

Frage 2: Würden Sie sich noch mehr Interaktionen mit Therapiehund Greta wünschen?

Hintergrund dieser Fragen sind Forschungen von Delgado und Allen aus 2017, die belegen konnten, dass ein Therapiehund sich positiv auf das psychische Wohlbefinden von Studierenden auswirkt und Konzentration und Zufriedenheit zunehmen (Allen et al. 2001, Delgado et al. 2018).

Frage 3: Fühlen Sie sich weniger gestresst, wenn Therapiehund Greta mit in der Vorlesung ist?

Frage 4: Hätten Sie gerne mehr Vorlesungen mit einem Hund?

Der australische Pädagoge Hattie hat 2008 in einer Metaanalyse unterschiedliche pädagogische Methoden auf ihre Wirksamkeit hin untersucht. Neu war für die Pädagogen weltweit die Erkenntnis, dass die Fähigkeit zur Eigenmotivation der Schüler bzw. der Studierenden einen starken Einfluss auf die gute Lehre hat. Dieser Einfluss ist deutlich höher und liegt weit vor anderen Faktoren, wie z. B. die Ausstattung der Lehrräume (Hattie et al. 2018).

In den USA und Kanada werden seit 2012 die positiven Auswirkungen von Hunden an den Universitäten wissenschaftlich beobachtet (Delgado et al. 2018). 2018 wurde an der Universität Amsterdam ein Hundewelpenraum für die Studierenden zur Stressreduktion vor Prüfungen durch das Streicheln auf dem Campus mit großem Erfolg eingerichtet (Universität Amsterdam 2018).

Frage 5: Würden Sie später ihren eigenen Hund mit in die Zahnarztpraxis nehmen?

Mit dieser Frage sollte ein ggf. generationenabhängiges Verhalten bei dem Wunsch nach einem Begleithund zum Arbeiten abgefragt werden. Große IT-Konzerne wie Google und Apple erlauben schon seit Jahren die Mitnahme von Hunden und beobachten eine Verminderung der Krankheitstage, Verbesserung des Arbeitsklimas, mehr

Innovationskraft ihrer Mitarbeiter (Barker et al. 2012, Foremann et al. 2017).

8.3.3.2 Subjektives Stressempfinden mit Therapiehund

Im Rahmen des 6. Semesters Zahnmedizin an der Universität Ulm wurden in diesem Pilotprojekt 18 Studierende über den Zeitraum des Wintersemesters 2017/18 untersucht. In dieser Lehrveranstaltung wurde der dreijährige Therapiehund als Präsenzhund eingesetzt, gelegentlich begleitet von Lina, einem einjährigen Mops zur Ausbildung.

Untersucht werden sollte, ob sich durch den Einsatz eines Therapiehundes das subjektive Stressempfinden der Studierenden positiv verändert werden kann. In den Pausen animieren die Therapiehunde beim Ballspiel die Studierenden zur körperlichen Bewegung.

8.3.4 Stressbestimmung mit Visueller Analog Skala (VAS)

Die Stressbestimmung mit der „visuellen analog Skala VAS-Stress" ist ein etabliertes Verfahren zur schnellen Stressbestimmung. Die Skalierung umfasst eine Strecke von 10 Zentimetern. Ab 5 cm wird von Stress ausgegangen. Die VAS gilt als ein valides, reliables und objektives Messinstrument mit hoher Sensitivität für Veränderungen bei der Stressempfindung. Die Gütekriterien stammen vorwiegend aus der Medikamentenforschung (Schonmacher 2008). Die VAS-Stress Skala wurde gewählt, um eine Vergleichbarkeit mit einer amerikanischen Studie aus 2017 herzustellen, in der der Einfluss eines Präsenzhundes auf die Prüfungsergebnisse an 48 Studierenden erforscht wurde (Delgado et al. 2018).

Die erhobenen Daten der subjektiven Stress-Evaluation (Visuelle Analog Skala VAS) der 18 Studierenden des 6. Semesters Zahnmedizin an der Universität Ulm wurden mit dem „two-sided paired t-test" ausgewertet.

Der „two-sided paired t-test" ist ein etablierter Signifikanztest. Er prüft anhand der Mittelwerte zweier Stichproben, ob die Mittelwerte zweier Grundgesamtheiten gleich oder signifikant verschieden voneinander sind.

8.3.5 Stressbestimmung mit Pulsmessung

Die Pulsmessung ist ein einfaches und etabliertes Verfahren zur Stressbestimmung. Bei gesunden Erwachsenen im Alter von 20–30 Jahren ist von einem Ruhepuls von 60–80 Pulsschlägen pro Minute auszugehen (Delgado et al. 2018).

Wegen der geringen Teilnehmerzahl und der grundsätzlich individuellen Unterschiede bei den Pulswerten von männlichen und weiblichen Studierenden wurden die Ergebnisse dieser Studie rein deskriptiv statistisch ausgewertet. Die Pulsmessung fand zeitgleich mit der Erhebung des VAS statt und wurde ebenfalls mit dem „two-sided paired t-test" ausgewertet.

8.3.6 Prä- und Post-Befragung

1. im ersten Monat der radiologischen Vorlesungen (VAS-0)
2. im 2. Monat der Vorlesung mit Einsatz von Hund (VAS1)
3. am Ende des Semesters (VAS 2)

8.3.7 Dens caninus-geeignete Patientenzielgruppen

Zur Identifizierung von möglichen Zielgruppen für die Patientenversorgung mit einem ausgebildeten Dens caninus wurde im Rahmen einer Diplomarbeit unter der Leitung von Prof. Dr. Margrit-Ann Geibel an der DPU das geschlechtsspezifische Angstverhalten von Patienten unterschiedlicher Altersgruppen als qualitätsbasierte, leitlinienorientierte Literaturarbeit durchgeführt (Ott 2018). Gefunden wurden nach dieser Literaturanalyse drei mögliche Zielgruppen, die für den Einsatz eines Therapiehundes in der ambulanten Zahnarztpraxis besonders geeignet sind.

Kinder

Bereits 16 % der Schulkinder leiden an einer Zahnarztangst. Das Angstempfinden der Kinder entspricht meist der Gefühlslage ihrer Eltern, insbesondere der Mutter. Laut einer Studie von Peretz, Nazarian und Bimstein 2004 verhält sich der Dental-Anxiety-Score (DAS) der Kinder ähnlich dem der Eltern, wobei zwischen Mädchen und Jungen keine relevanten Unterschiede diagnostiziert werden konnten. Es ist schwer zu beurteilen, ob diese Kinder aufgrund ihrer eigenen Angst keine zahnärztliche Behandlung in Anspruch nehmen wollen, da über den Besuch beim Zahnarzt meist die Eltern entscheiden (Peretz et al. 2004). Auch Klingberg konnte nachweisen, dass die Angst der Kinder, neben deren Alter und allgemeinem emotionalen Zustand, vom mütterlichen Angstempfinden geprägt ist (Klingberg et al. 1995).

Das Verhalten des Zahnarztes und seines Teams spielt in der Angstentwicklung ebenfalls eine große Rolle. Eine gute Arzt-Patient-Beziehung und Kommunikation führt zur Entspannung der Situation (Geibel et al. 2014).

Erwachsene

Nahezu alle Studien, die sich mit dem Genderaspekt beschäftigen, kamen zu dem Ergebnis, dass Frauen öfter Angstsymptome haben als Männer. Auch Kroenke und Spitzer konnten bereits 1998 feststellen, dass fast doppelt so viele Frauen als Männer an Angststörungen leiden (Kroenke et al. 1998).

Verantwortlich dafür ist einerseits eine andere Art der Wahrnehmung und des Verhaltens in bestimmten Situationen, andererseits aber auch der Unterschied der hormonellen Regulationsmechanismen von Mann und Frau (Wittchen et al.2004).

Vor allem die schlechten Erfahrungen bereits im Kindesalter werden von erwachsenen männlichen und weiblichen Patienten als Grund für die Entstehung ihrer Ängste angegeben (Ott 2018).

Extraktionen bereiten beiden Geschlechtern die größten Probleme. Männer sind allerdings weniger bereit, zu ihrer Angst zu stehen. Vor allem jüngere Frauen stehen der Extraktion sehr ängstlich gegenüber (Appukuttan et al. 2015).

Anders als erwartet konnte in einer Studie belegt werden, dass Männer eine Behandlung im Vorfeld als schmerzvoller einschätzen bzw. mehr Schmerzen erwarten als Frauen. Allerdings bleibt das Schmerzempfinden bei Frauen länger im Gedächtnis haften. Somit lässt sich eine geschlechterabhängig unterschiedliche kognitive Wahrnehmung des Schmerzes belegen (Eli et al. 2000).

Senioren

Auch im Seniorenalter haben Frauen mehr Angst vor dem Zahnarztbesuch als Männer. Im Vergleich zu den jüngeren weiblichen Patienten ist sie allerdings weniger stark ausgeprägt.

Mögliche Ursachen sind u. a. eine zerebrale Verschlechterung, der Alterungsprozess selbst oder die Belastung durch schwerere Allgemeinerkrankungen. Patientinnen im Alter von mehr als 75 Jahren haben weniger Angst als die weiblichen Patienten im Alter von 60–74 Jahren (Appukuttan et al. 2015, Bedi et al. 2000).

8.3.7.1 Identifizierung möglicher Zielgruppen für die Zahnmedizin nach Literaturrecherche

Als Ergebnis dieser Literaturrecherche wurden folgende Patientengruppen identifiziert, die besonders geeignet sind für den Einsatz eines Therapiehundes in der Zahnmedizin (Ott 2018):

1. Kinder;
2. Junge Erwachsene, v. a. Frauen im Alter zwischen 20 und 30 Jahren;
3. Senioren und hier insbesondere Seniorinnen.

8.3.7.2 Entwicklung des Pilotprojektes Dens caninus für die Zahnmedizin

Ziel war die Entwicklung eines drei-moduligen Curriculums im Zeitraum von drei Monaten in 3 Blöcken von jeweils 2 Tagen (Samstag/Sonntag) mit jeweils 8 Stunden Theorie und Praxis, das die Zahnärzte dazu befähigen soll, ihren Hund als „Praxishund“ einzusetzen.

Die jeweiligen Einsatzgebiete sollten sich an den individuellen Eigenschaften und Fähigkeiten des Hundes und des Hundehalters orientieren und sich an das vorhandene zahnärztliche Behandlungsspektrum der jeweiligen Zahnarztpraxis anpassen.

Grundvoraussetzung für die Teilnahme war eine mehrjährige Anfangserfahrung der Zahnärzte mit Hunden.

Als Kooperationspartner für dieses Pilotprojekt wurde „teamtraining München" unter der Leitung von Angela Tang ausgewählt, mit einer über 15-jährigen Kompetenz für den Bereich Teamtrainerausbildung (Hundetrainer) und Weiterbildung zur „Fachkraft tiergestützte Pädagogik" und zum „Fachberater tiergestützte Interaktion mit Erwachsenen oder Senioren".

8.3.8 Tierschutzaspekte Zahnmedizin

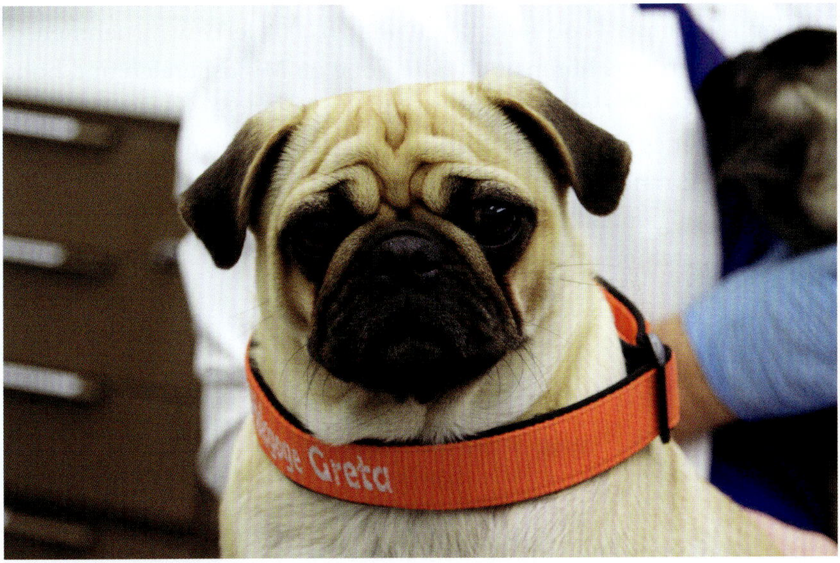

Abb. 8: Der eingesetzte Praxishund hat ein Recht auf maximalen Schutz

8.3.8.1 Lärmbelastung Zahnarztpraxis

Was die akustische Belastung anbelangt, arbeiten zahnärztliche Teams in einem grenzwertigen Bereich dicht am Limit der arbeitsrechtlich definierten Zumutbarkeit. Nach einer Arbeitsschutzverordnung in Deutschland wird ab 80 dB ein Gehörschutz empfohlen (DGUV 2013).

Für einen normalsichtigen Zahnarzt, um das 40. Lebensjahr mit 190 cm Körpergröße und den hieraus resultierenden typischen Werten für Sitzgröße und Arbeitsabstand, ergaben Messungen einen Schalldruck von 78 dB bei konventioneller Absaugung (300 l/min) im Unterkiefer. Empfohlen wird daher die Verwendung bereits strömungsakustisch optimierter Saugkanülen.

Der Mensch hört Geräusche bewusst ab etwa 60 Hertz und bis rund 2.000 Hertz. Bei einem sehr guten Gehör und entsprechender Aufmerksamkeit können Menschen Töne zwischen 0 und 20.000 Hertz wahrnehmen.

Hunde allerdings hören auch tiefe Töne im Minusbereich und hohe Töne bis zu 65.000 Hertz (abhängig von der Hunderasse) (TVT 2018).

Bislang gibt es keine Studien über die Auswirkungen dieser Lärmbelastung in der Zahnarztpraxis auf Hunde, daher muss auf diesen Aspekt besonderes Augenmerk gerichtet werden, um Überlastungen/Lärmstress beim eingesetzten Hund zu vermeiden (Abb. 8).

8.3.8.2 Geruchsbelastung Zahnarztpraxis

Hunde nehmen die gesamte Umwelt in der Hauptsache über die Nase wahr. Sie ist das wichtigste Sinnesorgan des Hundes und dient zur Aufnahme aller Geruchsstoffe aus der Luft sowie der Erwärmung und Reinigung.

Die Vierbeiner gehören zu den „Nasentieren“. Deshalb spielt die Geruchsbelastung für den Hund auch eine besonders bedeutsame Rolle. Er orientiert sich über die eingeatmete Luft in seiner Umwelt (TVT 2018).

Über die Auswirkung der Geruchsbelästigung auf den Hund – von Füllungsmaterialien bis hin zu Spülmitteln – beim Einsatz in der Zahnmedizin gibt es bislang keine Untersuchung. Daher muss auch hier sehr sorgfältig auf frühe Anzeichen einer Überbelastung des Therapiehundes durch Geruchsreize geachtet werden. Das Team muss entsprechend geschult sein.

Mögliche Zeichen einer Überlastung beim Hund sind:

- Leichte Beschwichtigungssignale (Blinzeln, Abwenden des Kopfes oder des Körpers), Meideverhalten
- Starke Beschwichtigungssignale, leichte Distanzsignale (Bellen, Knurren, Zähne fletschen, drohende Körperhaltung
- Starke Distanzsignale (Schnappen, Beißen)

8.3.8.3 Rückzugsmöglichkeiten für den Therapiehund

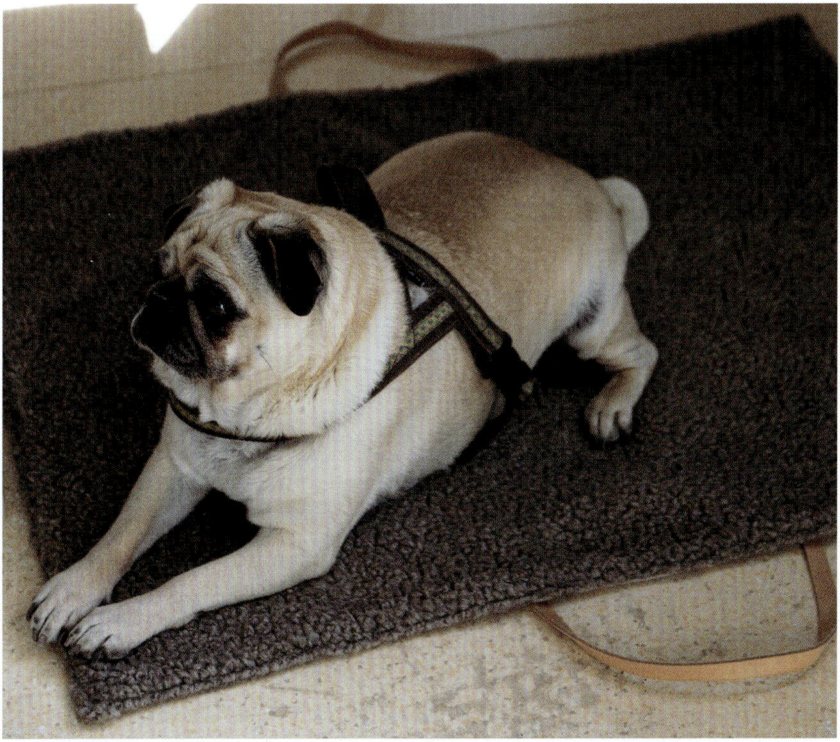

Abb. 9: Ruheplatz Therapiehund. Danube Private University GmbH (DPU)

Im Rahmen der studentischen Lehre hat der Therapiehund einen sicheren Ruheplatz mit Decke unter dem Schreibtisch/Dozentenpult (Abbildung 9).

In der Zahnarztpraxis

Der Hund hat im Arbeitszimmer seinen Ruhebereich. Die Behandlung mit Dens caninus findet in einem extra ausgewiesenen Behandlungszimmer statt (Pfotenzimmer). Die Dauer des Einsatzes in der Zahnarztpraxis sollte einen halben Tag nicht überschreiten. Die Einrichtung einer Sprechstunde mit dem Praxishund an besonderen Behandlungstagen bietet sich an. Zwischen den Einsätzen sollte ein Ruhetag für den Therapiehund liegen.

8.3.9 Dens caninus-Pilotprojekt für die Zahnarztpraxis

Das Projekt Dens caninus hat sich zum Ziel gesetzt, für jede Zahnarztpraxis ein abgestimmtes Ausbildungs-und Einsatzgebiet des jeweiligen Praxishundes zu entwickeln, das sich an den möglichen Fähigkeiten des Hundes unter Tierschutzaspekten orientiert. Daher wurde in das Curriculum die Expertise von „teamtraining" mit aufgenommen, einer in München ansässigen Ausbildungsschule unter Leitung von Angela Tang mit Schwerpunkt Ausbildung zum Einsatz von Therapiehunden für den pädagogischen Einsatz und den Einsatz in Seniorenheimen und Pflegeheimen.

Der ausgebildete Hund soll den Patienten unterstützen, aber auch den Zahnarzt und die Zahnärztin – wie auch das gesamte Praxisteam. Sowohl für den Einsatz im Rahmen der Patientenversorgung, wie auch in der studentischen Lehre, sind die grundsätzlichen Kontraindikationen für den Einsatz eines Therapiehundes zu beachten:

- Allergien,
- Asthma
- Multiresistente Erreger
- Immunsuppression
- Phobien

Die teilnehmenden Zahnärztinnen hatten unterschiedliche fachliche Praxisschwerpunkte: Allgemeine Zahnmedizin (1) Kieferorthopädie (1) Ästhetik und Implantologie (2), Angstpatienten und Kinder- und Jugendzahnmedizin (1).

Es sollten zudem am Ende der Weiterbildung mögliche Forschungsziele für Behandlungen mit Unterstützung eines Therapiehundes in der eigenen Praxis identifiziert werden.

Die wissenschaftliche Betreuung der unterschiedlichen Interventionen am Patienten ist Ziel des Pilotprojektes. Alle teilnehmenden Zahnärzte und Zahnärztinnen verpflichten sich mit diesem Pilotprojekt zur wissenschaftlichen Kooperation zum Thema Dens caninus in der Zahnmedizin.

Es wurden drei Module für die Weiterbildung über einen Gesamtzeitrahmen von drei Monaten als Pilotprojekt Dens caninus entwickelt.

8.3.9.1 Lehrinhalt Modul 1

- Identifikation von möglichen Zielgruppen und Identifizierung der Schwerpunkte für den jeweiligen Einsatz des Praxishundes nach Alter, Ausbildung und Wesen des auszubildenden Hundes
- Grundsätzliche hygienische Anforderungen an die Praxis
- Impfplan und Entwurmung des Praxishundes
- Kontraindikationen für den Einsatz eines Praxishundes
- Verhalten bei Bissverletzungen/allergischen Reaktionen
- Einführung in das praxisbegleitende QM Handbuch
- Schulung über verhaltensspezifisches Ausdrucksverhalten beim Hund
- Hausaufgabe am Ende des Moduls war die Erstellung eines Videos und individuelles Training mit Unterstützung von teamtraining Angela Tang über die Dauer von vier Wochen
- Individualisierung des QM-Praxisplanes, für die genaue Kennzeichnung der Bereiche, in denen der Hund zugelassen ist (grün), Durchgang mit Hund nur erlaubt ist (gelb) und wo der Hund ein absolutes Aufenthaltsverbot hat (rot)

8.3.9.2 Lehrinhalt Modul 2

- Ausbildung Tierschutzaspekte: Lärmbelastung/Geruchsbelastung für den Praxishund in der zahnmedizinischen Praxis
- Schwerpunkt war das Erkennen von Überforderungssignalen beim Hund
- Praktische Übung: Vertiefung der Übungen für den jeweiligen Einsatz in der eigenen Zahnarztpraxis
- Einarbeitung der hygienischen Anforderungen (Praxisplan) in das QM-Handbuch

8.3.9.3 Lehrinhalt Modul 3

- Voraussetzung und Häufigkeit des möglichen Einsatzes eines ausgebildeten Hundes in der Zahnarztpraxis. Vertiefung der Kenntnisse über Ausdrucksverhalten beim Hund
- Videoarbeit: Analyse der Hausaufgabe und Vertiefung des Lesens von Signalen/Körpersprache beim Hund
- Abschlussprüfung Multiple Choice mit 20 Fragen (aus dem Fragenpool §11 Tierschutzgesetz und Fragen aus dem QM-Handbuch Dens caninus.
- Praktische Prüfung im simulierten Patientengespräch mit Videoanalyse und Diskussion

8.3.10 Qualitätssicherung – Evaluation in der studentischen Lehre

Als Ergebnis einer möglichen Verbesserung durch den Einsatz eines Therapiehundes in der studentischen Lehre kann das Resultat von Zwischenprüfungen und Abschlussprüfungen herangezogen werden.

- Zusätzlich kann die individuell abgegebene Evaluation der Lehrveranstaltung auf die Kommentare zum Therapiehundeeinsatz ausgewertet werden.
- Zusätzlich bietet sich die „face-to-face"-Evaluation vor, während und nach der Lehrveranstaltung an.

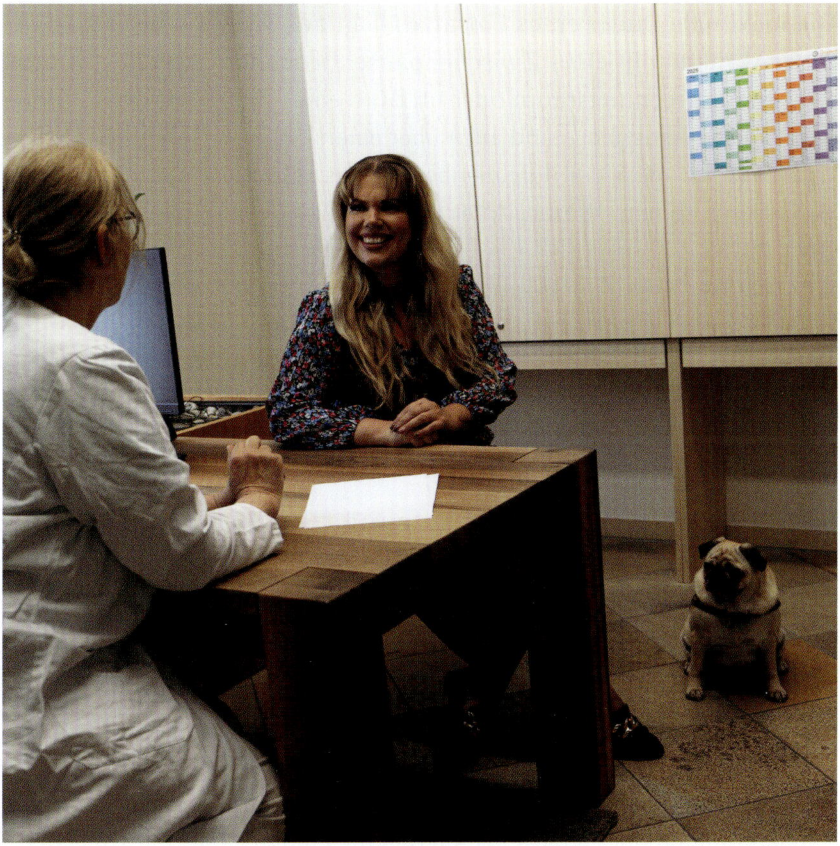

Abb. 10: Patientengespräch in der Beratungssituation Zahnarztpraxis. Danube Private University GmbH (DPU)

8.3.10.1 Dokumentation der Patientenversorgung in der Zahnarztpraxis

Vor der Behandlung sollen mit dem Patienten das Ziel der Maßnahme festgelegt, die Auswertung und Nachbesprechung entsprechend dokumentiert und die Ziele für den nächsten Einsatz festgelegt werden. Empfohlen wird der Einsatz des Praxishundes nur unter Beaufsichtigung des Hundeführers und unter Anwesenheit eines Vertreters des Fachpersonals der Praxis.

Die maximale Dauer eines Einsatzes liegt aus Tierschutzgründen bei 2×30 Minuten mit einer Zwischenpause. Beobachtungen des Hundes z. B. im Besprechungsraum oder im Büro einer Zahnarztpraxis – ohne menschliche Aktionen – sind auch über einen längeren Zeitraum möglich. Grundsätzlich muss der Aufgabenbereich des Hundes seiner körperlichen Verfassung, seinem Wesen, Alter und Trainingszustand angepasst sein (TVT 2018).

Wenn der Praxishund am Patienten eingesetzt werden soll, muss in der Krankenakte der Einsatz des Therapiehundes vermerkt werden. Ebenso die Archivierung des Einverständnisses zur Behandlung mit Praxishund. Vor jeder Behandlung sollte das Einverständnis neu abgefragt und dokumentiert werden.

8.3.11 Hygienische Voraussetzung für den Einsatz eines Praxishundes

Als Pilotprojektleiterin bin ich seit 2005 Auditorin und EOQ-Quality Systems Manager.

Ich entwickelte für dieses Pilotprojekt ein QM-Handbuch für das interne QM-System, das seit 2011 nach Sozialgesetzbuch V für die Zahnarztpraxis in Deutschland verpflichtend ist. Im Mai 2018 wurde die Vorläuferversion des QM-Handbuches Dens caninus zunächst in Kooperation mit der Leiterin der Sektion für Klinikhygiene der Universität Ulm, Prof. Dr. Heike von Baum, entwickelt. Das QM-Handbuch wurde zusätzlich von einer sach- und fachkundigen Amtstierärztin gegengelesen und korrigiert. Per Mail wurden am 6. Juni 2018 die Korrektur- und Verbesserungsvorschläge weitergegeben.

Alle vorgeschlagenen Hinweise konnten in der abschließenden Überarbeitung des QM-Handbuchs umgesetzt werden (QM-Handbuch Dens Caninus, 2021).

8.3.11.1 Behördliche Erlaubnis nach §11 Tierschutzgesetz

Das gewerbsmäßige Halten von Tieren zu tiergestützten Interventionen bedarf der behördlichen Erlaubnis nach § 11 (1) Tierschutzgesetz. Der

Verantwortliche, i. d. R. der Tierhalter, muss daher vor Aufnahme der Tätigkeit einen Antrag beim zuständigen Veterinäramt stellen. Für die Erteilung der Erlaubnis ist es u. a. zwingend erforderlich, den Nachweis der Sachkunde zu erbringen.

Diese Sachkunde, d. h. die speziellen Kenntnisse und Fähigkeiten im Umgang mit den betreffenden Tieren, muss sich immer auf jede der eingesetzten Tierarten beziehen und ist nicht nur für die Gewährleistung des Tierschutzes, sondern auch für die Qualitätssicherung und Absicherung gegen mögliche Haftungsansprüche von Bedeutung.

Für den Nachweis bzw. Erwerb der erforderlichen Sachkunde gemäß § 11 Tierschutzgesetz dienen insbesondere fachspezifische Aus- und Weiterbildungen sowie umfangreiche berufliche oder sonstige Erfahrungen im Umgang mit den betreffenden Tierarten.

Neben der Vorlage entsprechender Belege beim Veterinäramt kann der Nachweis der Sachkunde auch in einem Fachgespräch mit dem Amtstierarzt oder mit Hilfe einer Sachkundeprüfung erfolgen, wobei ggf. Tierärzte mit speziellen Fachkenntnissen beteiligt werden können (TVT 2018).

8.4 Ergebnisse

8.4.1 Einsatz in der zahnmedizinischen Lehre

Die erste Befragung im Rahmen des radiologischen Kurses wurde im Wintersemester 2017/18 an der Universität Ulm ohne Hund mit insgesamt 18 Studierenden durchgeführt. 14 Studierende waren weiblich, vier Studierende männlich.

Der Mittelwert bei der VAS-Skala ohne Hund lag bei allen Studierenden bei 6,8 (Tabelle 10). Ab einer Belastung von 5 wird von Stress ausgegangen. Schaut man sich das Ergebnis geschlechterspezifisch an, fällt auf, dass der Wert bei Studenten mit 6,9 höher liegt als bei den Studentinnen. Auffallend ist auch der starke Unterschied des subjektiven Stressempfindens bei den Studierenden von 1,2 „ich habe keinen Stress" bis maximal 8,4 Zentimeter „ich habe sehr viel Stress" (Tabelle 10). Die statistische Auswertung erfolgte mit dem „two-sided paired t-test".

Die Studierenden profitierten von der Anwesenheit des Therapiehundes. Dabei konnten zwei grundsätzliche Typen von Entspannung beobachtet werden. Vor allem Studentinnen suchten den direkten Körperkontakt beim Streicheln des Hundes. Ein Großteil der Studierenden nutzte die Pause in der Vorlesung, um mit dem Therapiehund zu spielen.

8.4.1.1 Ergebnisse in der Lehrveranstaltung

Tabelle 10: Gesamtintervention Stresslevel VAS (Visuelle Stress Skala) der Studierenden des Röntgenkurses des 6. Semesters bei Befragung mit und ohne Hund: Mittelwert $\bar{x}$ mit und ohne Hund. Studentinnen ♀ Studenten ♂. VAS-0 bei der Prä-Befragung der Studierenden: Diese Befragung wurde **ohne die Anwesenheit** des Therapiehundes durchgeführt. VAS-1 bei der Post-Befragung der Studierenden. Diese Befragung wurde am Anfang des Unterrichts durchgeführt **in Anwesenheit** des Therapiehundes. VAS-2 bei der Post-Befragung der Studierenden am Ende des Semesters. Diese Befragung wurde durchgeführt **in Anwesenheit** des Therapiehundes.

	Stresslevel VAS bei Befragung								
	ohne Therapiehund			**mit Therapiehund**			**mit Therapiehund**		
Nr.	VAS-0	♀	♂	VAS-1	♀	♂	VAS-2	♀	♂
1	5,2		5,2	6,8		6,8	4,1		4,1
2	6,3		6,3	8,6		8,6	6,8		6,8
3	7,8		7,8	8,4		8,4	2,4		2,4
4	8,4		8,4	5,2		5,2	5,0	5,0	
5	8,2	8,2		3,2	3,2		2,8	2,8	
6	8,2	8,2		5,4	5,4		4,0	4,0	
7	1,2	1,2		6,5	6,5		1,0	1,0	
8	3,8	3,8		4,8	4,8		7,5	7,5	
9	10,0	10,0		5,4	5,4		8,0	8,0	
10	4,8	4,8		2,8	2,8		6,9	6,9	
11	7,2	7,2		7,5	7,5		6,8	6,8	
12	1,9	1,9		10,0	10,0		0,6	0,6	
13	10,0	10,0		9,0	9,0		0,0	0,0	
14	8,4	8,4		8,7	8,7		2,8	2,8	
15	8,3	8,3		7,8	7,8				
16	8,3	8,3		1,5	1,5				
17	8,4	8,4		0,0	0,0				
18	6,2	6,2		4,1	4,1				
$\bar{x}$	**6,8**	**6,8**	**6,9**	**5,9**	**5,5**	**7,3**	**4,2**	**4,1**	**4,4**

Gesamtintervention Stresslevel	**Signifikanz: p-Wert = 0,0038**
ohne Hund	mit Hund
$\bar{x}$ **6,8**	**4,2**

Erst im zweiten Monat der radiologischen Vorlesung wurde der Hund erstmals mit in die Vorlesung als Präsenzhund mitgenommen (VAS 1). Auffallend ist, dass der Stresslevel insgesamt mit knapp über 5 mit Hund bei 5,9 liegt (ab 5 Zentimetern wird von Stress ausgegangen).

Bei der geschlechtersensiblen Betrachtung fällt auf, dass Studentinnen deutlich mehr vom Therapiehund „profitieren“ (5,5) als Studenten (7,3) (Tabelle 10).

Der Therapiehund war ab VAS 1 bis zum Ende des Semesters jedes Mal mit in der Vorlesung anwesend (begleitet von einem einjährigen Mops zur Eingewöhnung in die Lehrsituation). Mit den Hunden durfte in den Pausen auch gespielt werden, was die Studierenden als besonders positiv empfanden. Bei der Abschlussbefragung konnten nur 14 Studierende teilnehmen. Auffallend ist, dass beim Abschluss der Vorlesung VAS 2 der Stresslevel im Mittel kleiner als 5 ist (4,2) (Tabelle 10). Auch hier profitieren beide Geschlechter unterschiedlich. Studentinnen liegen mit 4,1 als Stresslevel deutlich unter dem der Studenten mit 4,4. Insgesamt profitieren beide Geschlechter im Vergleich zum Ausgangswert, der im Mittelwert bei 6,8 lag. Der Vergleich der subjektiven Stressbelastung ohne Therapiehund mit der subjektiven Stressbelastung mit Therapiehund, am Ende aller gehaltenen Vorlesungen, ergibt eine signifikante Veränderung des VAS mit $p=0{,}0038$. Geschätzt entspricht das einem um mehr als 50 Prozent höheren Stresslevel ohne Therapiehund.

Eine weitere Stressmessung wurde in der Vorlesung mit Hilfe der Pulsmessung bei der Prä-Befragung der Studierenden des Röntgenkurses des 6. Semesters durchgeführt. Diese Befragung wurde **ohne die Anwesenheit des** Therapiehundes durchgeführt. Insgesamt nahmen 18 Studierende teil, davon waren 14 weiblich und 4 männlich. Die Messung erfolgte am Anfang der Vorlesung nach einer Stunde Vorlesung und am Ende der Vorlesung (Dauer der Vorlesung insgesamt 2 Stunden).

Tabelle 11: Stresslevel mit Pulsmessung mit und ohne Hund: Mittelwert $\bar{x}$ mit und ohne Hund. M1: 1. Messung; M2: 2. Messung; M3: 3. Messung. Studentinnen ♀ Studenten ♂. Pulsmessung Prä-Befragung ohne Therapiehund. Pulsmessung bei der Post-Befragung mit Therapiehund.

	Stresslevel Pulsmessung											
	Prä-Befragung **ohne Therapiehund**						Post-Befragung **mit Therapiehund**					
	♀			♂			♀			♂		
Nr.	M1	M2	M3	M1	M2	M3	M1	M2	M3	M1	M2	M3
1	80	68	68	68	74	70	64	62	62	64	76	60
2	90	78	88	64	57	61	74	80	100	75	72	72
3	78	80	72	77	70	61	76	80	92	100	96	94
4	76	78	93	96	84	84	100	100	88	72	62	62
5	84	84	92				80	72	72			
6	80	76	76				80	80	76			
7	88	88	80				76	84	84			
8	74	69	76				92	90	89			
9	96	86	97				96	84	80			
10	66	70	64				92	84	75			
11	80	86	88				70	64	64			
12	84	74	76				66	69	66			
13	84	96	96				78	81	78			
14	76	59	76				66	66	62			
$\bar{x}$	**81**	**78**	**82**	**76**	**71**	**69**	**79**	**78**	**78**	**78**	**77**	**72**

	Pulsmessung gesamt bei M3			
	ohne Therapiehund		mit Therapiehund	
	♀	♂	♀	♂
$\bar{x}$	**82**	**69**	**78**	**72**

Beide Geschlechter profitieren von der Anwesenheit des Therapiehundes während der Vorlesung. Der gemessene Pulswert im Mittelwert ohne Hund lag bei 82. Am Ende des Semesters in Anwesenheit des Therapiehundes bei 78 (Tabelle 11).

Studentinnen profitieren auch hier tendenziell mehr von dem Einsatz des Hundes. Der Wert sank von 82 auf 78. Auffallend ist der große individuelle Unterschied bei den 4 teilnehmenden männlichen Studenten.

Beobachtet werden konnte ein Abfall des Pulswertes der Studenten in Anwesenheit des Therapiehundes (Tabelle 11).

8.4.1.2 Ergebnisse aus der Evaluation über das subjektive Empfinden der Studierenden beim Einsatz eines Therapiehundes

Ausgewertet wurden in dieser Studie die Fragebögen von 93 Studierenden im 6. Fachsemester Zahnmedizin an den Universitäten Ulm und an der DPU in Krems. 54 von 93 Studierenden fühlen sich weniger gestresst, wenn der Therapiehund mit in der Vorlesung ist. Studentinnen fühlen sich weniger gestresst als Studenten (24 Ja/Studenten zu 30 Ja/Studentinnen) (Abbildung 13).

Die überwiegende Mehrheit der Studierenden wünschen sich mehr Vorlesungen mit der Anwesenheit eines Therapiehundes (66 von 93). Studentinnen scheinen das Spielen mit dem Hund als besonders angenehm zu finden (27 von 93) im Unterschied zu den Studenten (21 von 93) (Abbildung 12).

Die Studierenden gehen insgesamt sehr gerne zu den Vorlesungen mit dem Therapiehund (68 von 93 der Befragten) und freuen sich darüber, dass ein Therapiehund mit in der Vorlesung ist (Abbildung 11, Abbildung 14).

34 von 93 Studierenden könnten sich vorstellen, ihren eigenen Hund nach Abschluss ihres Studiums mit in die Praxis zum Arbeiten mitzunehmen (Abbildung 15).

Frage 1 Freuen Sie sich auf die Vorlesung, wenn Sie wissen, dass der Therapiehund Greta anwesend ist?

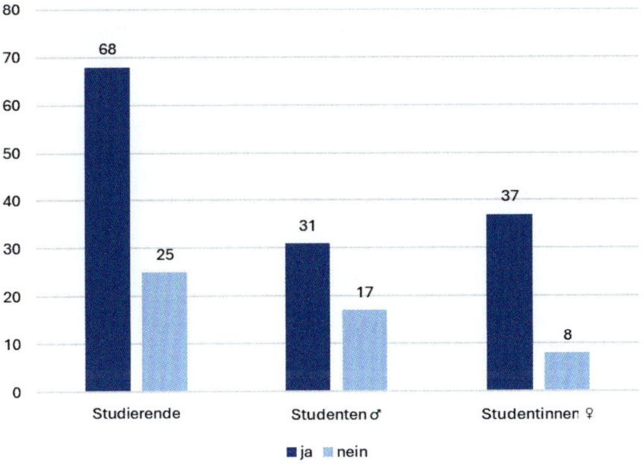

	Ja	Nein
♂	31	17
♀	37	8
♂	45.6 %	68.0 %
♀	54.4 %	32.0 %

Abb. 11: Ergebnis Abschlussbefragung

Frage 2 Würden Sie sich noch mehr Interaktionen mit Therapiehund Greta wünschen? (z. B. Ball werfen, spielen)

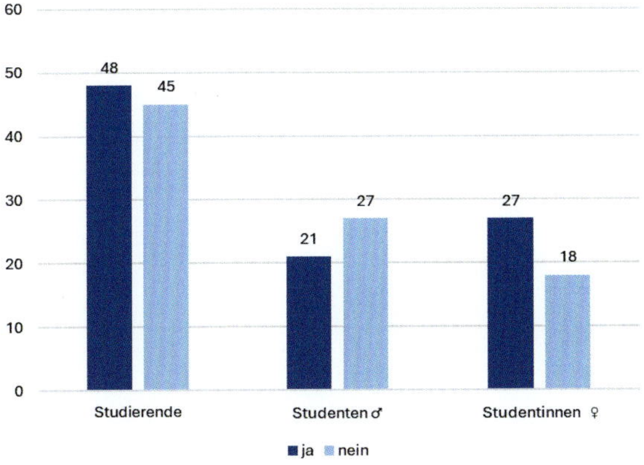

	Ja	Nein
♂	21	27
♀	27	18
♂	43.8 %	60.0 %
♀	56.3 %	40.0 %

Abb. 12: Ergebnis Abschlussbefragung

Frage 3 Fühlen Sie sich weniger gestresst, wenn Therapiehund Greta mit in der Vorlesung ist?

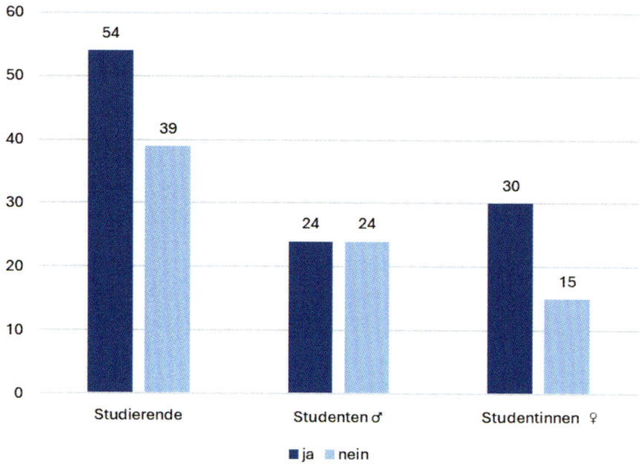

	Ja	Nein
♂	24	24
♀	30	15
♂	44.4 %	61.5 %
♀	55.6 %	38.5 %

Abb. 13: Ergebnis Abschlussbefragung

Frage 4 Hätten Sie gerne mehr Vorlesungen mit einem Therapiehund?

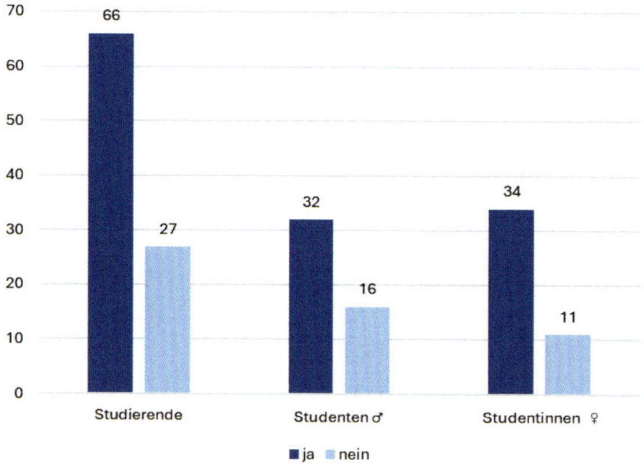

	Ja	Nein
♂	32	16
♀	34	11
♂	48.5 %	59.3 %
♀	51.5 %	40.7 %

Abb. 14: Ergebnis Abschlussbefragung

Frage 5 Würden Sie später Ihren eigenen Hund mit in die Zahnarztpraxis nehmen?

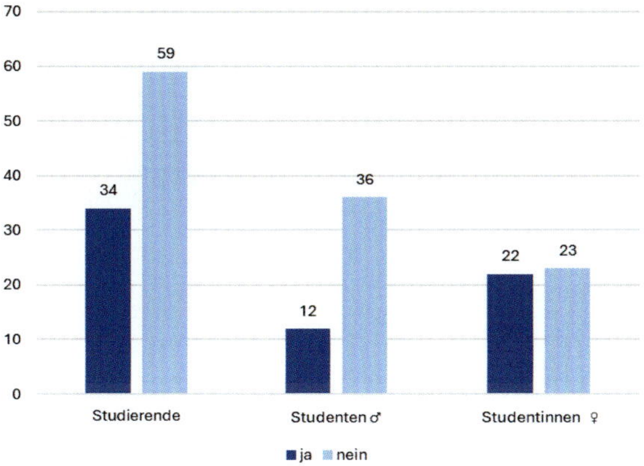

	Ja	Nein
♂	12	36
♀	22	23
♂	35.3 %	61.0 %
♀	64.7 %	39.0 %

Abb. 15: Ergebnis Abschlussbefragung

8.4.2 Re-Evaluation Zahnmedizinische Lehre und Masterkurse WS 2023/2024

Bei der Nachbefragung im Wintersemester 2023/24 nahmen insgesamt 102 Studierende und Zahnärzte und Zahnärztinnen teil. Davon waren 53 der Befragten Männer, 48 der Befragten waren Frauen. Die befragten Studierenden wurden im Rahmen der Vorlesungen Zahn-Mund-Kieferheilkunde (n=24), Patientenkommunikation (n=19), Gender Dentistry (n= 24), Master Implantologie (n=35) (Tabelle 17).

8.4.2.1 Ergebnisse der Einzelauswertung der Nachbefragung 2023/24

Tabelle 17: Nachbefragung 2023/24

Geschlecht	ZMK 2	Pat.-komm.	ZMK-Krankh.	Gender	Master Implantologie	Studierende gesamt
Männlich	7	7	6	11	22	53
Weiblich	5	12	6	13	12	48
Divers	0	0	0	0	0	0
Ohne Angabe	0	0	0	0	1	1
Gesamt N	12	19	12	24	35	102

Insgesamt nahmen 102 Studierende an der Nachbefragung 2023/24 teil. Es wurden 6 Fragen gestellt mit der Möglichkeit, diese mit „ja/nein“ zu beantworten.

Frage 1 Ich mag Hunde
Die Mehrheit der Befragten bejahte diese Frage. 46,5 % der Männer und 44,6 % der Frauen. Die Befragten waren im Alter von 23–45 Jahren (Abbildung 16).

Frage 2 Ich habe einen Hund
Lediglich 23,4 % der Männer hatten einen eigenen Hund und 16,0 % der befragten Frauen (Abbildung 17).

Frage 3 Ich finde die Anwesenheit eines Präsenz-Hundes in der Lehre sinnvoll
28,0 % der Männer und 39 % der Frauen bestätigten die positive Auswirkung eines Präsenz-Hundes im Rahmen der Lehre (Abbildung 18).

Frage 4 Die Anwesenheit eines Präsenz-Hundes wirkt sich positiv auf meine Stimmung aus
Diese Frage konnte die Mehrheit mit „Ja“ beantworten. 33,3 % der Männer und 45,5 % der befragten Frauen (Abbildung 19).

Frage 5 Ich könnte mir vorstellen, meinen eigenen ausgebildeten Praxishund (Dens caninus) in meiner Zahnarztpraxis einzusetzen
Einen eigenen ausgebildeten Praxishund mit in der Zahnarztpraxis einzusetzen könnten sich 23,0 % der befragten Männer und 26,0 % der befragten Frauen vorstellen (Abbildung 20).

Frage 6 Ich könnte mir vorstellen, dass mein ausgebildeter Praxishund zum Teambuilding in meiner Praxis beitragen würde
Diese Frage beantworteten 31,3 % der Männer mit „Ja“ und 38,3 % der Frauen mit „Ja“ (Abbildung 21).

Frage 1 Ich mag Hunde

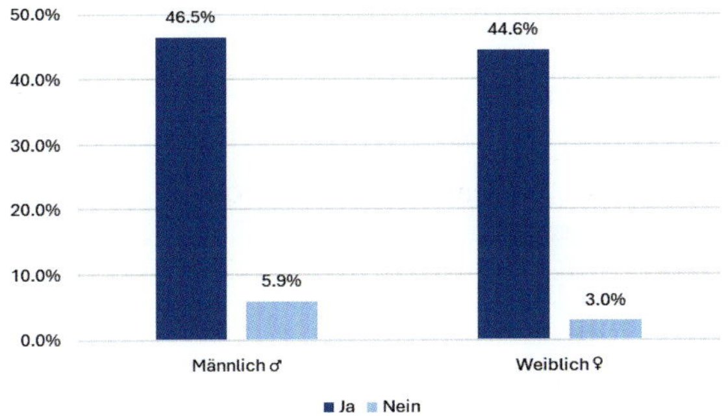

	Ja	Nein
♂	47	6
♀	45	3
♂	46.5 %	5.9 %
♀	44.6 %	3.0 %

Abb. 16: Ergebnisse Nachbefragung 2023/24

Frage 2 Ich habe einen Hund

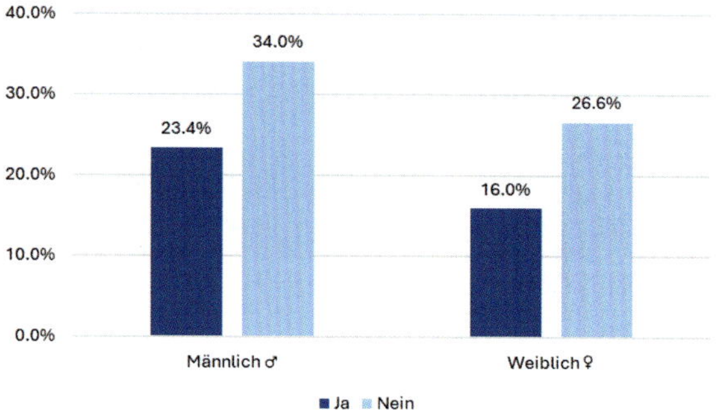

	Ja	Nein
♂	22	32
♀	15	25
♂	23.4 %	34.0 %
♀	16.0 %	26.6 %

Abb. 17: Ergebnisse Nachbefragung 2023/24

Frage 3 Ich finde die Anwesenheit eines Präsenz-Hundes in der Lehre sinnvoll

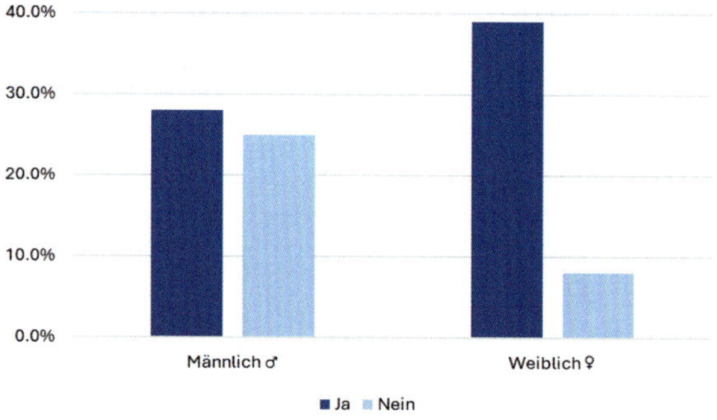

	Ja	Nein
♂	28	25
♀	39	8
♂	28.0 %	25.0 %
♀	39.0 %	8.0 %

Abb. 18: Ergebnisse Nachbefragung 2023/24

Frage 4 Die Anwesenheit eines Präsenz-Hundes wirkt sich positiv auf meine Stimmung aus

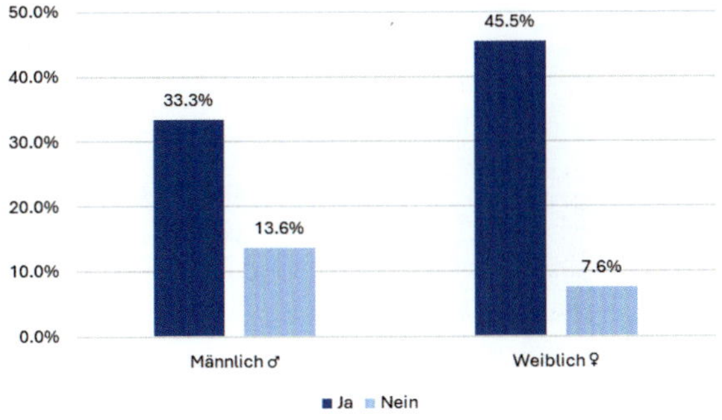

	Ja	Nein
♂	22	9
♀	30	5
♂	33.3 %	13.6 %
♀	45.5 %	7.6 %

Abb. 19: Ergebnisse Nachbefragung 2023/24

Frage 5 Ich könnte mir vorstellen, meinen eigenen ausgebildeten Praxishund (Dens caninus) in meiner Zahnarztpraxis einzusetzen

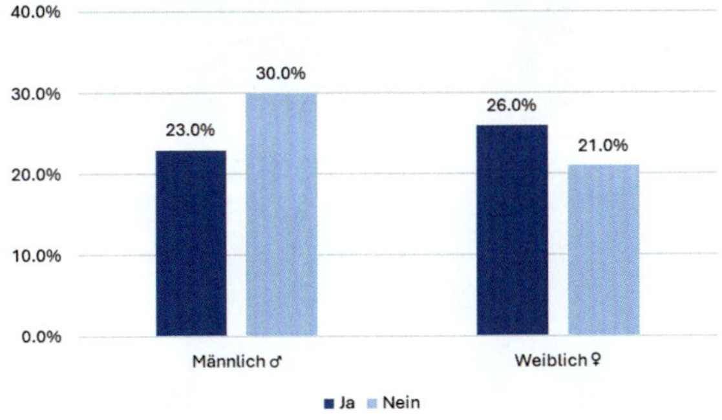

	Ja	Nein
♂	23	30
♀	26	21
♂	23.0 %	30.0 %
♀	26.0 %	21.0 %

Abb. 20: Ergebnisse Nachbefragung 2023/24

Frage 6 Ich könnte mir vorstellen, dass mein ausgebildeter Praxishund zum Teambuilding in meiner Praxis beitragen würde

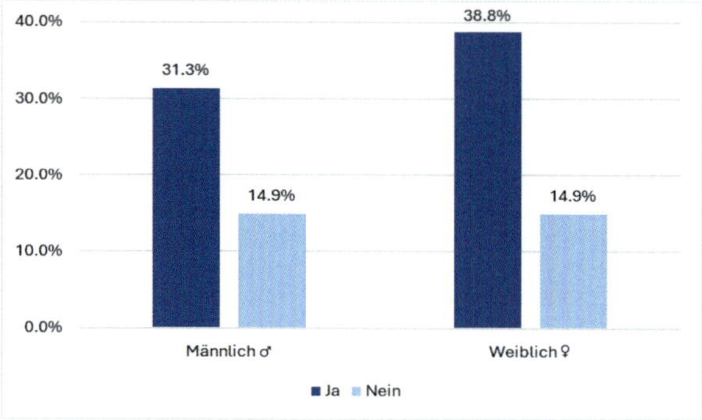

	Ja	Nein
♂	21	10
♀	26	10
♂	31.3 %	14.9 %
♀	38.8 %	14.9 %

Abb. 21: Ergebnisse Nachbefragung 2023/24

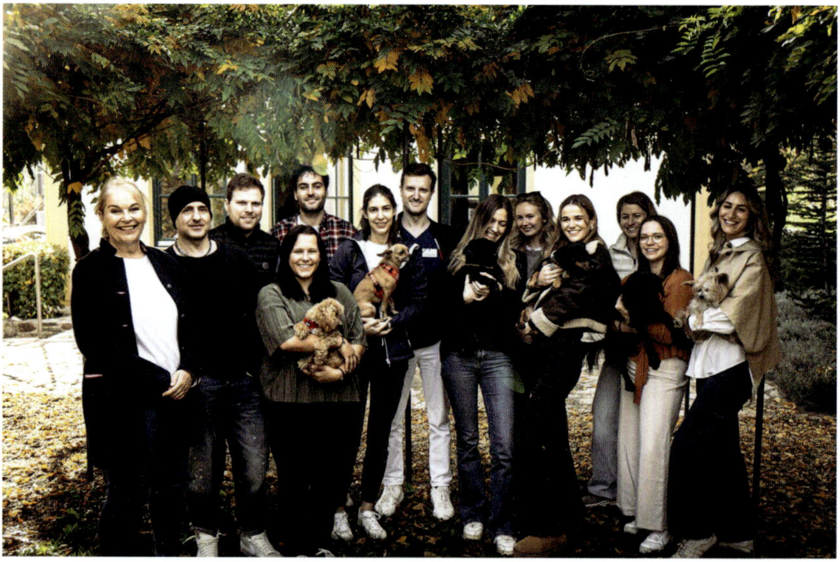

Abb. 22: Seit 2024 wird für die Studierenden der Human- und Zahnmedizin das Lehrprojekt „Dens caninus-Praxishund in der Medizin“ angeboten. Danube Private University GmbH (DPU)

Bei der Nachbefragung der 102 Studierenden und ZahnärztInnen war die grundsätzlich überwiegende positive Haltung für den Einsatz eines Praxishundes überraschend.

Bedenken gegen den Einsatz eines Praxishundes waren insbesondere Fragen der Hygiene und mögliche Allergien seitens des Personals oder bei den Patienten. Die Gefahr einer möglichen Ablenkung im Rahmen der Behandlung wurde auch geäußert als Gegenargument. Der Wunsch nach einem strukturierten Einsatz und definierten Rahmenbedingungen wurde mehrfach geäußert.

Aufgrund des großen Interesses seitens der Studierenden werden seit Herbst 2024 an der Danube Private University (DPU) für Studierende der Human- und Zahnmedizin Kurse für den Einsatz des „Dens caninus in der Praxis“ angeboten.

8.4.3 Einsatzgebiete des Dens caninus in der Zahnarztpraxis

Es wurden drei mögliche Einsatzbereiche für den Einsatz eines ausgebildeten Dens caninus für die Zahnarztpraxis identifiziert:

1. Therapiehund ist nur im Arbeitszimmer und erfüllt alle hygienischen Anforderungen – Keine Erlaubnis nach § 11 Tierschutzgesetz notwendig.
2. Therapiehund ist im Arbeitszimmer und bei Beratungen mit dem Patienten aktiv mit dabei. Die einsetzende Zahnarztpraxis macht mit diesem Einsatz des Hundes als Mitarbeiter in der Praxis auch Werbung auf der Homepage oder auch Praxisflyern. Konsequenz: Da jetzt der Hund in der Zahnarztpraxis gewerbsmäßig eingesetzt wird, ist eine Prüfung beim zuständigen Veterinäramt nach § 11 Tierschutzgesetz notwendig.
3. Therapiehund begleitet den Angstpatienten auf dem Weg durch die Praxis, beispielsweise zum Behandlungszimmer oder auch zum Röntgen und wird dann von der eingearbeiteten Zahnarzthelferin wieder zurück ins Arbeitszimmer gebracht.

Für alle zahnärztlichen Interventionen ist die Anwesenheit des Dens caninus dagegen nicht zielführend (nicht nur aus Tierschutzgründen):

Die Videoanalyse aller teilnehmenden Praxen in Modul 2 und Modul 3 zeigte deutlich eine Ablenkung der Zahnärztin in der Behandlungssituation bzw. einen Zielkonflikt, die Bedürfnisse des Hundes und des Patienten in der konzentrierten zahnärztlichen Behandlungssituation in Einklang zu bringen.

Nach einer Studie von Nagasawa aus 2015 ist alleine der Blick in das Gesicht eines Hundes Auslöser für eine Oxytocin-Produktion zur Senkung der Stresssituation. In dieser Studie konnte bewiesen werden, dass für diese hormonelle Ausschüttung schon der Blick des Patienten auf ein Foto ausreicht. Vor diesem Hintergrund einigten sich die teilnehmenden Zahnärztinnen darauf, in der Behandlungssituation ein Hundebild im Behandlungszimmer aufzuhängen. Der Patient soll sich selbst sein Bild von dem Praxishund aussuchen können, dass ihm am besten gefällt. Dieses Bild kommt dann in das Patientenbehandlungszimmer und wird während der zahnärztlichen Behandlungen auf Augenhöhe für den Patienten aufgehängt (Abbildung 23) (Nagasawa et al. 2015).

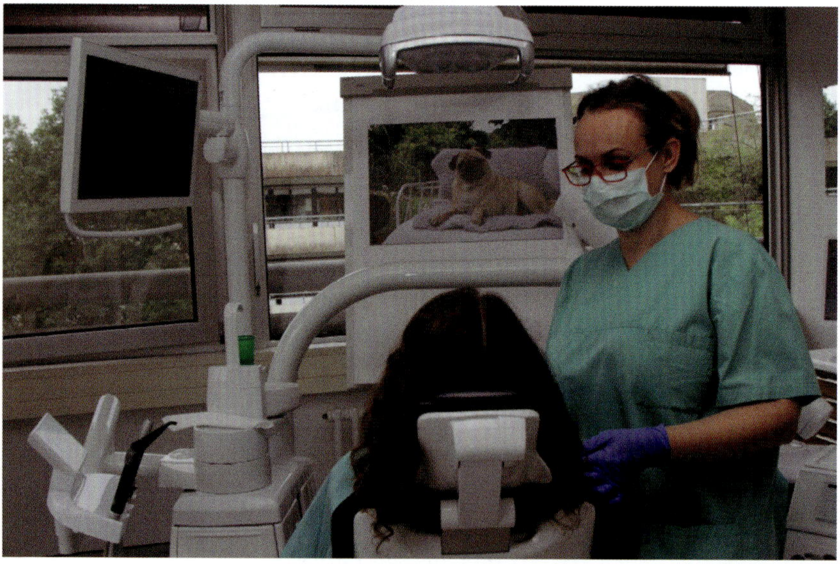

Abb. 23: Stressreduktion: Chirurgische Behandlung mit Blick auf das „Lieblingsbild mit Praxishund“

8.4.3.1 Ergebnis Lärmbelastung Zahnmedizin

Um die Lärmbelastung in einer Zahnarztpraxis zu klären, wurde am 20.06.2018 in der Klinik für Mund-Kiefer-Gesichtschirurgie am Universitätsklinikum Ulm eine Dezibel-Messung (dB) im Behandlungszimmer durchgeführt. Gemessen wurde mit dem cel instruments 228 (PCE Instruments Arnsberg).

Gleichzeitig wurde auch geklärt, in welchem Frequenzbereich die Geräusche liegen

Alle zahnärztlichen Geräte haben eine Mindestlautstärke von 1–2 kHz. Die Lärmbelastung steigt normalerweise auf 4 kHz hoch: Turbine: 2–4 kHz, Ultraschall: 1–4 kHz Allerdings gab es auch Ausschläge bis 8 kHz.

Tabelle 24: Lärmbelastung Zahnarztpraxis

	Abstand der Messung zum Mund 50 cm	**Abstand der Messung zum Mund 160 cm**	**Vor der geschlossenen Türe**
Kleiner Sauger	60 dB	59 dB	>50 dB
Großer Sauger	90 dB	83 dB	62 dB
Ultraschall	70 dB	63 dB	>50 dB
Turbine	67–68 dB	70 dB	>50 dB
Schnellläufer	64 dB	60 dB	>50 dB
Luftbläser	75 dB	66–69 dB	>50 dB
Schreiender Patient	90 dB	87 dB	65 dB

Dezibel Messung in der zahnärztlichen Einheit: ESTETICA E 80 Vision/ Fa. KaVo. Ab 70 dB wird von einer Lärmbelästigung mit einer möglichen Schädigung des Gehörs ausgegangen (Tabelle 24).

Tabelle 25: Lärmbelastung Turbine

	Abstand der Messung zum Mund 50 cm	Abstand der Messung zum Mund 160 cm
Großer Sauger + Turbine	82-85 dB	0 dB
Ultraschall + kleiner Sauger	75 dB	62 dB
Schnellläufer + großer Sauger	85 dB	0 dB

Dezibel-Messung in der zahnärztlichen Einheit: ESTETICA E 80 Vision/Fa. KaVo, mit unterschiedlichen gebräuchlichen Kombinationen von Instrumenten in einer ambulanten zahnärztlichen Praxis. Ab dem

Abstand von 1,60 m ist eine Lärmbelastung in dB nicht mehr messbar (Tabelle 25).

Es liegen keine Forschungsdaten und Erfahrungen für die tierschutzrechtlichen Aspekte des Einsatzes eines Praxishundes vor.

Die teilnehmenden Zahnärztinnen entschieden vor diesem Hintergrund der Lärm- und Geruchsbelastung, dass eine Anwesenheit des Hundes während der zahnärztlichen Behandlung aus Tierschutzgründen nicht sinnvoll sein kann.

Es wurden nach eingehender Diskussion drei mögliche Szenarien entwickelt, bei denen die Mitarbeit des Hundes in der zahnmedizinischen Behandlungssituation sinnvoll sein könnte, ohne ihn zu gefährden.

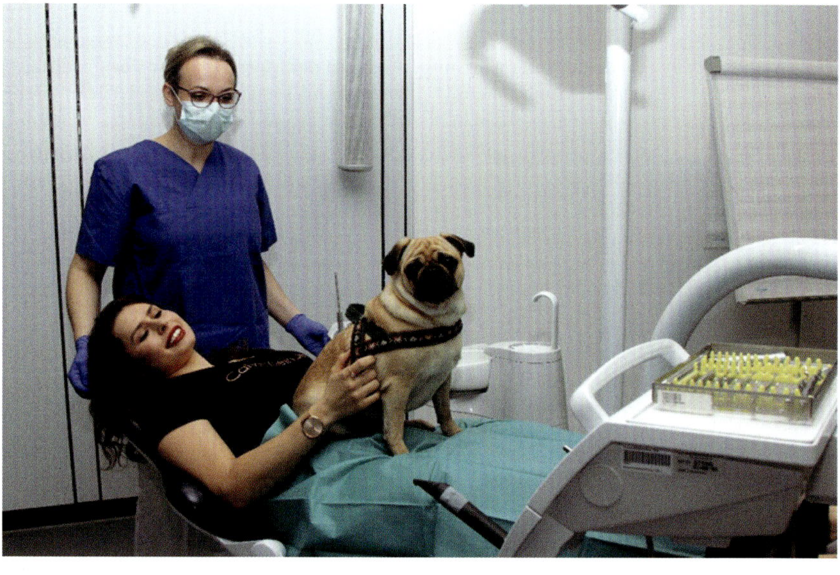

Abb. 24: Einsatzgebiet Praxishund in der Zahnarztpraxis. Diese Positionierung des Hundes auf dem Patienten ist international verbreitet aber aus unserer Sicht aus Tierschutzgründen weder gewünscht noch erforderlich

8.5 Diskussion

8.5.1 Tiergestützte Therapie in der Zahnmedizin

Das Feld der tiergestützten Therapie ist aus der medizinischen Praxis erwachsen und durch sie wesentlich geprägt (Otterstedt 2007). Der aktuelle Stand ist durch eine ausgeprägte Heterogenität der Angebots- und Finanzierungsstrukturen sowie auch der am Gesamtprozess beteiligten Akteure gekennzeichnet.

Hieraus resultiert eine seit vielen Jahren andauernde und kontrovers geführte Diskussion um den Bedarf, die Zielgruppen, die Inhalte, die Methodik und die Wirksamkeit der Maßnahmen. Zudem fehlen einige weitere Voraussetzungen für die Akzeptanz wirkungsvoller tiergestützter Therapie wie ein überdisziplinäres Grundverständnis, eine konzeptionelle Fundierung, die strukturelle Verankerung des Bereichs und die Erprobung und Evidenzbasierung von situationsbedingten Interventionen. Um tiergestützte Interventionen zu einem anerkannten Verfahren mit heilender beziehungsweise erzieherischer Wirkung und entsprechender Honorierung zu machen, ist es jedoch unabdingbar, dass Konsensus-Definitionen gefunden werden (Schwarzkopf 2011).

Das in dieser Studie vorgestellte Pilotprojekt zur Erforschung der tiergestützten Therapie in Lehre und Patientenversorgung in der Zahnmedizin hatte daher grundsätzlich einen strukturierten Ansatz: Die gezielte Ausbildung des Therapiehundes und der Ausbildung zur „Fachkraft tiergestützte Therapie" als Grundvoraussetzung einer fachlichen Qualifikation.

Die enge Kooperation mit der Leiterin der Klinikhygiene der Universität Ulm, Prof. Heike von Baum, und einem Amtstierarzt war zwingend im Sinne einer grundsätzlichen Machbarkeitsanalyse, um die hygienischen Rahmenbedingungen auf sichere Füße zu stellen.

Seit 2001 werden zunehmend in der Patientenversorgung auch ausgebildete Hunde eingesetzt (Diniz et al. 2023). In Deutschland ist die Regelung beim Arztbesuch verschärft worden: Menschen mit Behinderungen sind auf die Unterstützung durch einen Assistenzhund angewiesen. Sie dürfen ihn deshalb auch mit zum Arzt nehmen. Das Behindertengleichstellungsgesetz regelt seit 2021, dass Menschen mit Behinderungen die Begleitung durch ihren Assistenzhund „für den allgemeinen Publikums- und Benutzungsverkehr zugänglichen Anlagen und Einrichtungen nicht verweigert werden darf".

Vor allem in der Kinderzahnheilkunde erhoffen sich die internationalen Behandlerteams eine Verbesserung bei der Patientencompliance durch den Einsatz eines Therapiehundes während der zahnmedizinischen Behandlung (Thakar et al. 2021). Bemängelt werden bei diesen ersten Studien über den möglichen Mehrwert eines Hundes während der Behandlung in der Zahnarztpraxis die unterschiedlichen Methodiken und qualitative Mängel, die eine Vergleichbarkeit der gefundenen „Vorteile" nicht möglich machen (Diniz et al 2023).

8.5.2 Auswirkungen auf die Studentische Lehre

In einer Studie mit 48 Studierenden wurde an der Cleveland State University im Rahmen von Abschlussprüfungen mit Einsatz eines Therapiehundes festgestellt, dass der VAS Stress beim Einsatz vom Hund signifikant gesenkt werden kann. Auch der gemessene Cortisolanteil im Speichel sank signifikant bei allen Teilnehmern. Der Einsatz von Collegehunden in der Funktion von tiergestützter Therapie wurde als sinnvoll angesehen. 2019 wurde an der Washington State University an 249 Studierenden die Senkung des Stresshormons Cortisol untersucht. Die Studie konnte belegen, dass das Streicheln eines Hundes innerhalb von 10 Minuten zu einer Senkung des Cortisolwerts im Speichel führt (Pendry et al. 2019).

Auch unsere Untersuchungsergebnisse an den 93 Studierenden des 6. Semesters Zahnmedizin in Ulm und den Studierenden der DPU in Krems in Österreich zeigten überwiegend eine positive subjektive Bewertung für den Einsatz eines ausgebildeten Hundes für die Begleitung in der Vorlesung.

Der subjektive Stresslevel sank bei den Studierenden im radiologischen Kurs auf unter 5 – die Ausgangswerte lagen ohne Hund im Stressbereich (6,9), ab einem Wert von 5 wird von Stress ausgegangen. Weibliche Studierende scheinen mehr auf die Anwesenheit eines Therapiehundes anzusprechen. Ihr Stresslevel sank auf 4,1, bei den männlichen Studierenden auf 4,4.

Die Pulsmessung war in unserer Studie als Parameter allerdings nicht geeignet. Die Ergebnisse waren zu heterogen und die Fallzahl mit insgesamt 18 Probanden zu gering. Die Ergebnisse dieser Pilotstudie bei den Zahnmedizinstudierenden wurden in der Fachzeitschrift tiergestützte 2020 publiziert (Geibel et al. 2020).

8.5.3 Auswirkungen auf die Lehre unter Genderaspekten

Die Humanmedizin und auch die Zahnmedizin werden weiblich (BZÄK 2025). Das Verhalten von Zahnärztinnen unterscheidet sich grundsätzlich von dem der Zahnärzte, vor allem bei der späteren Spezialisierung in der Zahnarztpraxis. Zahnärztinnen spezialisieren sich ungern in den chirurgischen Fächern. Hauptgrund ist die „fehlende Sicherheit beim Operieren“ (Geibel et al. 2014, Haslach et al. 2018).

Auch beim Einsatz eines Therapiehundes in der Lehre fühlen sich Studentinnen weniger „gestresst“ als Studenten, wenn der Hund mit in der Vorlesung ist. Bei der Frage nach dem Wunsch, ob später der eigene Hund mit in die Zahnarztpraxis genommen werden soll, konnten sich das 22 Studentinnen (von insgesamt befragten 93 Studierenden) durchaus vorstellen. Bei den Studenten waren es nur 12 von insgesamt 93 befragten Studierenden. Die von uns befragten Studentinnen freuten sich auch mehr auf die Vorlesungen mit dem Therapiehund (37 von 93), als die männlichen Kommilitonen (31 von 93). Dieses Ergebnis unserer Studie steht im Einklang mit der Literatur aus dem Einsatz von Therapiehunden an anderen Universitäten in den USA (Allen et al. 1991, Delgado et al. 2018).

Bei dem subjektiven Stressempfinden mit der VAS Skala bei den 18 Studierenden des radiologischen Kurses an der Universität Ulm hatten tendenziell die Studentinnen auch mehr Vorteile bei der Reduktion des subjektiven Stresslevel, wenn der Therapiehund in der Vorlesung war. Auch in diesem Ergebnis stimmen unsere Studien überein mit den Studien von Delgado und anderen Forschern, die ebenfalls einen emotionalen

Vorteil beim Einsatz eines Hundes bei Studentinnen beobachten konnten (Allen et al. 1991, Delgado et al. 2018). Das könnte ein extremer zusätzlich Vorteil beim Einsatz eines Therapiehundes im Studium sein. Depressionserkrankungen im Laufe des Studiums sind ein Problem, das auch eher bei weiblichen Studierenden auftritt (Barmer 2018).

8.5.4 Stressreduktion und Teambildung im zahnärztlichen Alltag

Bereits die Anwesenheit eines Hundes wirkt sich allgemein positiv auf die Gesundheit des Besitzers aus. Weltweit führende IT-Konzerne wie Apple und Google erlauben seit Jahren das Mitbringen von Hunden zur Arbeit und fördern sogar ausdrücklich Mitarbeiter, die mit dem Hund zur Arbeit kommen. Krankheitsfehltage nehmen dort signifikant ab. Die Leistungsfähigkeit der Teams mit Hund am Arbeitsplatz steigt nachweisbar (Barker et al. 2012).

Zahnärzte und Zahnärztinnen gehören zu den hinsichtlich Überlastung und Überforderung durch Berufsstress besonders gefährdeten Berufsgruppen. Unzufriedenheit, Burnout-Symptome und Suizid nehmen zu. Die Arbeitsgruppe um Tawfik kam 2018 zu dem Ergebnis, dass physisches Burnout, chronischer Stress und Überforderung bei Medizinern insbesondere auch zu einer Zunahme von medizinischen Fehlern führt (Prasad et al. 2017, Revankar et al. 2017, Tawfik et al.2018).

Die Autoren um Colin West von der Mayo Clinic in Rochester fordern in ihrem Charter on Physical well-being u. a. Ansätze, die das Wohlbefinden von Ärzten fördern. Diese sind dann am effektivsten, wenn sie das Wohlergehen aller Teammitglieder berücksichtigen. Die Autoren gehen davon aus, dass die Miteinbeziehung des psychischen Befindens von Ärzten bei Optimierungsinitiativen gute Gesundheitssysteme auszeichnet (Tawfik et al.2018).

In der Pilotphase Dens caninus war das wichtigste Anliegen aller Teilnehmerinnen, dass sie ihren Hund problemlos mit in die Zahnarztpraxis mitnehmen können. Der Praxishund sollte mit Zustimmung von Behörden und Gesundheitsämtern auf jeden Fall zur Verbesserung des Arbeitsklimas im Praxisteam beitragen und auch zum psychischen Wohlbefinden der Zahnärztinnen anwesend sein dürfen.

In Anlehnung an unsere Forschungsergebnisse sind aus der Arbeitsgruppe der Zahnärztinnen, die an dem Pilotprojekt teilnahmen, weitere Forschungsprojekte geplant. Untersucht werden soll der Stresslevel der Zahnärzte während der Behandlung von Patienten. Beobachtet werden sollten Phänomene wie die Senkung des Blutdrucks, die Senkung des Cortisolspiegels usw. (Raffelsberger 2020). Auch das Mitarbeiterteam soll befragt werden, ob sich durch die Anwesenheit eines Therapiehundes das Arbeitsklima ggf. wirkungsvoll verbessert.

8.5.4.1 Beratungsgespräch mit Angstpatienten

70 Prozent aller Patienten in der Zahnarztpraxis kommen mit Angst in die Zahnarztpraxis (Geibel et al.2012). Auslöser ist meist eine Kombination unterschiedlicher Faktoren. Oft kann eine genetische Veranlagung in Verbindung mit viel Stress oder negativen Erlebnissen in der Vergangenheit der Grund für diese Angstreaktion sein (Amrhein 2011).

Unsere Studie konnte zeigen, dass vor allem Kinder und weibliche Patientinnen vom Einsatz eines Therapiehundes in der Zahnarztpraxis profitieren könnten. In unserer Studie wurde ein möglicher Schwerpunkt für die Behandlung mit einem Praxishund bei Kindern und weiblichen jungen Patienten und auch bei älteren Patientinnen identifiziert. (Ott 2018).

Das Verhalten des Zahnarztes und des Teams spielt in der Angstentwicklung eine wichtige Rolle. Die gute Arzt-Patienten-Beziehung und -kommunikation trägt entscheidend zu Verbesserung oder Vermeidung bei. (Geibel et al. 2016, Tuschy-Hagmann et al. 2019).

Eine gute Patientencompliance ist in dem besonders präventionsorientierten Fachgebiet der Zahnmedizin zwingend. Sowohl bei Medikationen, als auch während der Behandlung oder einem Aufklärungsgespräch bei der Patientenberatung sind Zahnärzte angewiesen auf die Mitarbeit ihres Patienten. Angst erleichtert weder das Zuhören noch die Beratung und auch nicht die Aufklärung des Patienten (DGZMK 2015, Reichert et al. 2019).

8.5.5 Genderaspekte

In der Zahnmedizin können mehrere geschlechtsspezifische Aspekte herausgefiltert werden, die bei einer individualisierten Patientenversorgung eine Rolle spielen.

1. Angstpatienten haben einen gendersensiblen Aspekt: mehr Frauen als Männer sind in Studien belegbar von Zahnarztangst und Zahnarztphobie betroffen. Dies gilt insbesondere für Frauen ab dem Alter von 20 Jahren (Locker et al. 1996, Jöhren et al. 2016).
2. Mehr Frauen als Männer besuchen den Zahnarzt. Das könnte die Bedeutung für den Einsatz eines ausgebildeten Therapiehundes hinsichtlich positiver Zahnarztbindung stärken und sich damit auf Patientencompliance und Patientenzufriedenheit positiv auswirken (Geibel et al. 2016). Um diesen Bereich genauer zu erforschen sind allerdings weitere Studien nötig.

Medizin und auch Zahnmedizin wird zunehmend weiblich (BZÄK 2025). Die Studentinnen haben ein erhöhtes Risiko, unter psychischem Stress während ihres Studiums an Depressionen zu erkranken (Barmer Report 2018, Geibel et al 2021). Daher steigt die Bedeutung eines Therapiehundes in der Lehre. Stress, der durch das Studium bedingt ist, kann reduziert werden.

Wir konnten in unserer Studie eindeutig belegen, dass weibliche Studierende vom Einsatz eines Therapiehundes eher profitieren.

8.5.6 Der Therapiehund in der zahnmedizinischen Lehre

Seit 2012 sind auf dem Campus in den USA und Kanada Therapiehunde im Einsatz. Die positive Wirkung auf die Studierenden ist erforscht und eindeutig positiv (Delgado et al. 2018, Pendry et al. 2019). Die Universität Amsterdam unterhält seit 2018 zur Vermeidung von Prüfungsstress bei Studierenden ein Welpenzimmer, das auf großen Zuspruch der Studierenden stößt (Universität Amsterdam 2018).

Das Pilotprojekt Dens caninus am Universitätsklinikum Ulm wurde im Wintersemester 2017/2018 an der Zahnklinik in der Klinik für Mund-Kiefer-Gesichtschirurgie im Rahmen des radiologischen Kurses erfolgreich durchgeführt. Die ärztlichen Direktoren der Zahnklinik entschieden jedoch einvernehmlich, dass dieses Projekt nicht weiterverfolgt werden soll.

Gegen den Einsatz eines Therapiehundes an der Zahnmedizinischen Fakultät an der Universität Ulm wurden angeführt: 1. mögliche Bissverletzungen bei Kindern und 2. die Befürchtung, Studierende mit Hund würden diesen künftig generell an die Universität mit in die Vorlesungen bringen.

Dagegen wurde an der Universität in Krems dieses Pilotprojekt unter großer Zustimmung durch die akademische Leitung weiter durchgeführt. Eine Cortisolspeichelstudie an 48 Studierenden der Zahnmedizin im klinischen Studienabschnitt an der Private Danube University folgte im März 2019 unter der Leitung von Prof. Dr. Margrit-Ann Geibel (Raffelsberger 2020).

8.6 Schlussfolgerung

Zahnmedizin wird zunehmend weiblich. Unsere Studie konnte im Einklang mit dem aktuellen Stand der Literatur bestätigen, dass vorwiegend weibliche Studierende einen Vorteil bei der Stressreduktion im Rahmen von Vorlesungen haben könnten. Da in diesem Bereich die Depressions- und Burnout-Statistik auffallend schlecht ist, ist der Einsatz eines Therapiehundes als positivem Stressvermeider geboten und müsste dringend weiter untersucht werden. In den USA und Kanada, aber auch an der Universität in Amsterdam hat der Therapiehund aus diesem Grund Einzug gehalten.

In der Zahnarztpraxis können Patientienten, aber auch das Praxisteam vom Einsatz eines Praxishundes profitieren. Die Studienlage in Sachen Stress- und Angstreduktion schafft dafür einen guten Ausgangspunkt. Vor allem auch im Hinblick auf die notwendige Verbesserung der Patienten-compliance sind in diesem Bereich Fortschritte dringend notwendig. Der Praxishund könnte dem Patienten helfen, bei den Aufklärungsgesprächen konzentrierter zuzuhören und damit geplante zahnärztliche Therapien besser zu verstehen, da der Therapiehund ihm die Angst und Anspannung vor dem Zahnarztbesuch nehmen kann. Allerdings ist weitere empirische Forschung dringend notwendig.

8.7 Zusammenfassung

Unsere Pilotstudie hat zwei thematisch relevante Kernpunkte:

1. Die Auswirkung des Einsatzes von tiergestützter Therapie in der studentischen Lehre.
2. Die Erstellung eines QM-Handbuches für den Einsatz in der zahnärztlichen Praxis.

Unsere Ergebnisse belegen ein subjektiv besseres Gefühl der 93 befragten Studierenden bei der Anwesenheit eines Therapiehundes in der Lehre. Die Reduktion des subjektiven Stresslevels (Visuelle Analog Skala VAS) mit und ohne Therapiehund in der Vorlesung war signifikant. Hier sind weiterführende Studien erforderlich. Die Re-Evaluation 2023/2024 mit 102 Studierenden und Zahnärztinnen und Zahnärzten bestätigte die positiven Erwartungen bei dem Einsatz eines ausgebildeten Praxishundes.

Die Untersuchungen konnten belegen, dass die Studierenden der Zahnmedizin von dem Einsatz eines Therapiehundes in der zahnmedizinischen Lehre profitieren können. Der Therapiehund hatte in den Vorlesungen einen stressreduzierenden Einfluss. Die Ergebnisse unserer Studie zeigen, dass die Konzentration und Aufmerksamkeit, aber auch das Interesse von Studierenden steigt, wenn ein Therapiehund während der Vorlesung anwesend ist. Somit unterstützen unsere Ergebnisse die aktuelle Literatur zu diesem Thema.

Unsere Studie konnte belegen, dass vor allem weibliche Studierende vom Einsatz eines Hundes in den Lehrveranstaltungen profitieren können. Dieser Aspekt bedarf weiterer Forschung.

Generell leiden Zahnmedizinstudierende unter einem erheblichen Stress und dem Gefühl der Überforderung. Bekannt ist, dass im Vergleich zur Altersgruppe der 18–25-Jährigen die nicht studiert haben, die Häufigkeit der Entwicklung einer Depression im Laufe des Studiums zunimmt.

Viele der insgesamt befragten 93 Studierenden würden Ihren Hund gerne im Berufsalltag mit in ihre Zahnarztpraxis nehmen. Der Wunsch und das Interesse nach einem ausgebildeten Hund, der in der Zahnarztpraxis eingesetzt wird, konnte in der Nachbefragung 2023/24 an 102 Studierenden und Zahnmedizinern bestätigt werden.

Ein zweites Projekt galt der Analyse von Rahmenbedingung für den möglichen Einsatz eines ausgebildeten Therapiehundes (Dens caninus) in der Zahnarztpraxis.

Ziel war es, die Rahmenbedingungen für den Einsatz eines Praxishundes zu prüfen und ein Qualitätsmanagementhandbuch für die ambulante Zahnarztpraxis zu entwickeln. Es konnte belegt werden, dass es bei Einhaltung klarer Hygienerichtlinien und strukturiertem Einsatz in der Zahnarztpraxis unbedenklich ist, einen ausgebildeten Praxishund zum Arbeiten in die ambulante Zahnarztpraxis mitzunehmen.

Unter Einhaltung von §11 Tierschutzgesetz ist es ebenfalls möglich, dass der Praxishund auch beim Patienten eingesetzt wird. Ein ausgebildeter „Dens caninus“ für die Zahnarztpraxis könnte auch die Patienten in der Zahnarztpraxis begleiten.

Zusätzlich könnte der Einsatz des Hundes helfen bei Aufklärungsgesprächen und Beratungen, Ängste zu reduzieren und Hemmungen vor dem Zahnarzt oder seinem Team abzubauen. Auch das Stellen eigener Fragen oder auch Rückfragen könnte durch die Stressreduktion erleichtert werden. Der Therapiehund könnte dabei helfen, Wartezeiten zu überbrücken, und aufkommenden Ängste des Patienten durch Ablenkung zu reduzieren. Auch zu diesen Wirkungen sind weitere Studien notwendig. Bei künftigen Studien muss die Auswirkung auf das Praxisteam und mögliche Stress-Wirkungen beim eingesetzten Praxishund mitberücksichtigt werden. Das QM-Handbuch für den Einsatz von Praxishunden wurde 2021 publiziert.

8.8 Literaturverzeichnis

1. AHundV, Assistenzhundeverordnung,19. Dezember 2022 (BGBl. I S. 2436) Bundesministerium für Justiz und Verbraucherschutz,
2. Allen K, Shykoff B, Izzo J: Pet Ownership, but Not ACE Inhibitor Therapy, Blunts Home Blood Pressure Responses, Hypertension 2001; 38:815–820
3. Allen K, Blascovich J, Tomaka J, Kelsey RM.: Presence of human friends and pet dogs as moderators of autonomic responses to stress in women, J Pers Soc Psychol1991; 61:582–9
4. Amrhein C: Diagnose Angststörung – wenn übertriebene irrationale Angst das Leben bestimmt. http://www.therapie.de/psyche/info/index/diagnose/angst/artikel/ (20.12. 2016)
5. Appukuttan D, Subramanian S, Tadepalli A, Damodaran LK: Dental anxiety among adults: an epidemiological study in South India. N Am J Med Sci 2015; 7:13–18
6. Barker R, Knisely J, Barker S, Cobb R, Schubert C: Preliminary investigation of employee's dog presence on stress and organizational perceptions, https://www.emerald.com/insight/content/doi/10.1108/17538351211215366/full/html (01.08.2019)
7. Barmer Ärztereport: https://www.barmer.de/presse/infothek/studien-und-reports/arztreporte/barmer-arztreport-2018-144304 https://www.barmer.de/blob/144354/4b9c44d83dc8e307aef527d981a4beeb/data/dl-pressemappe-barmer-arztreport2018.pdf (22.07.2019)
8. Bedi R, McGrath C: Factors associated with dental anxiety among older people in Britain. Gerodontology2000; 17:97–103
9. Beschoner P, Braun M, Schönfeldt-Lecuona C, Freudenmann RW, von Wietersheim J: Gender-Aspekte bei Ärztinnen und Ärzten. Bundesgesundheitsblatt – Gesundheitsforschung – Gesundheitsschutz 2016, 59: 1343–1350
10. BZÄK 2025: https://www.bzaek.de/ueber-uns/daten-und-zahlen/nachgezaehlt.html
11. Chubak J, Hawkes R, Dudzik C, Foose-Foster JM, Eaton L, Johnson RH, Macpherson CF: Pilot Study of Therapy Dog Visits for Inpatient Youth With Cancer, J Pediatr Oncol Nurs.2017;34: 331-341
12. Deutsche Gesellschaft für Zahn-, Mund- und Kieferheilkunde e.V.: Die Angst vor der Zahnbehandlung. DGZMK Patienteninformation. URL: www.dgzmk.de (27.08.2015)
13. Debra M. Sellers PhD CTRS: The Evaluation of an Animal Assisted Therapy Intervention for Elders with Dementia in Long-Term Care, https://www.tandfonline.com/doi/abs/10.1300/J016v30n01_04 (01.08.2019)
14. Delgado C, Toukonen M, Wheeler C: Effect of Canine Play Interventions as a Stress Reduction Strategy in College Students, Nurse Educ.2018;43:149–153
15. DGUV: https://www.arbeitssicherheit.de/schriften/dokument/0%3A5004869%2C1.html (29.7.2019)
16. Diniz C, Pagani V R, Alves J B, Kominami Ak, Takeshita E M, Bezerra A C B, Massignan C: Does use of animal therapy during dental care help to reduce anxiety in children and adolescents? A systematic review, Int J Paediatr Dent. 2023;33:181–195.
17. Eli J, Baht R, Kozlovsky A, Simon H: Effect of gender on acute pain prediction and memory in periodontal surgery. Eur J Oral Sci. 2000; 108:99–10
18. FCI (Federation cynologique internationale) Klassifikation zur Gruppe 9: Gesellschafts- und Begleithunde. Sektion 11: Kleine doggenartige Hunde. Ohne Arbeitsprüfung (FCI-St. Nr. 253/13.07.2011)

19. Foreman A, Glenn M, Meade B, Wirth O, Williams J: Dogs in the Workplace: A Review of the Benefits and Potential Challenges Int J Environ Res Public Health.2017; 14: 498
20. Geibel M-A: Orale Medizin Band 1: Gender Dentistry Grundlagen und Konsequenzen für den zahnmedizinischen Alltag;Lehmanns media 2021
21. Geibel M-A, QM-Handbuch Dens caninus© , Eine Handreichung zum Einsatz von Praxishunden zur Unterstüzung der zahnärztlichen Therapie bei Patienten in Zahnarztpraxen, 1. Auflage, Institut Schwarzkopf 2021 `https://www.institutschwarzkopf.de/broschueren/`
22. Geibel M-A, Jerg-Bretzke L., Walter S.: Evaluation von Studierenden der Zahnmedizin zum Einsatz eines Therapiehundes im Rahmen der Vorlesung und über den möglichem Einsatz in der Zahnarztpraxis – Eine Pilotstudie 2020, Tiergestützte 3
23. Geibel A., Traue H., Geibel M-A, Jerg-Bretzke L.: Digitalisation in dental teaching- personality affects digital learning behaviour Clinics in Surgery Accepted: 13.10.2021
24. Geibel M-A, Geibel A: Mops versteht die Welt nicht mehr. Allgäuer Zeitungsverlag; 1-2 (2018)
25. Geibel M-A, Siekmann L, Jerg-Bretzke L: Gender Dentistry: Zahnärztliche Gesprächsführung - Das Geschlecht spielt eine wichtige Rolle. ZWR – Das Deutsche Zahnärzteblatt 2016; 125: 6–12
26. Geibel M-A, Pokorny D, Rose A.-D: Verbesserung von Kommunikationsfähigkeiten von Studierenden der Zahnmedizin im Umgang mit Angstpatienten – Evaluation eines Curriculums für das 6. Fachsemester, Deutsche Zahnärztliche Zeitschrift DZZ 2012, 67: 499–509
27. Geibel M-A, Mayer M: Gender-specific differences – first results from a survey on dental surgery, Journal of Gender Studies 2014 `https://www.tandfonline.com/doi/abs/10.1080/09589236.2014.891976` (01.08.2019)
28. Glenk L, Kothgassner O, Stetina B, Palme R, Kepplinger B, Baran H: Salivary cortisol and behavior in therapy dogs during animal-assisted interventions: A pilot study, Journal of Veterinary Behavior: Clinical Applications and Research 2014, 9, 98–106
29. Hall P, Malpus Z: Pets as therapy: effects on social interaction in long-stay psychiatry, BJN British journal of nursing 2000; 9 :2220–5
30. Halsband U, Wolf T: Functional changes in brain activity after hypnosis in patients with dental phobia. Journal of Physiology-Paris 2015; 109: 131–142
31. Haslach SD, Geibel M-A, Aytepe Z, Kokkari A, Azrak B, Ehlers V, Herz A, Jerg-Bretzke L: Country and gender differences in the motivation of dental Students – An international comparison Eur J Dent Educ. 2018;Epub 22(4):e724-e729
32. Hattie J, Zierer K: Visible Learning – Auf den Punkt gebracht, Schneider Verlag, 1.Auflage (2018)
33. Institut für Psychosomatische Zahnmedizin, Psychologie in der Zahnheilkunde und Zahnärztliche Psychotherapie. URL: `www.oralpsychologie.de` (27.08.2015)
34. Jagielski D, Jagielska A, Pyszora A: Dog-assisted therapy as a proposed intervention in palliative care. Is history, premises and treatment objectives. Medycyna Paliatywna w Praktyce 2014,8:163–167
35. Jin MU, Jeong SH, Kim EK, Choi YH, Song KB: Burnout and its related factors in Korean dentists. Int Dent J.2015; 65: 22–31
36. Jöhren P, Margraf-Stiksrud J: Zahnbehandlungsangst und Zahnbehandlungsphobie bei Erwachsenen. Wissenschaftliche Stellungnahme der DGZMK 2002; 1.0 Dtsch Zahnärztl Z. 57: 1–5

37. Janke FB, von Wietersheim J: Angst vor dem Zahnarzt – eine Fragebogenuntersuchung an Patienten und deren Zahnärzten. Dtsch Zahnarztl Z. 2009; 64:420–427
38. Klingeberg G, Berggren U, Carlsson SG, Noren JG: Child dental fear: cause-related factors & clinical effects. Eur J Oral Sci. 1995; 103:405–412
39. Koenen DJ, Lang H: „Behandlungsangst bei Zahnärzten? – Stress und emotionale Belastung des Behandlers". Deutscher Ärzte-Verlag DZZ Deutsche Zahnärztliche Zeitschrift 2009; 64: 648–649
40. Kroenke K, Spitzer RL: Gender differences in the reporting of physical and somatoform symptoms. Psychosom Med.1998; 60: 150–155
41. Lass-Hennemann J, Schäfer SK, Römer S, Holz E, Streb M, Michael T: „Therapy Dogs as a Crisis Intervention After Traumatic Events? – An Experimental Study." Front Psychol.2018; 9: 1627
42. Lesage F X, Berjot S, Deschamps F: Clinical stress assessment using a visual analogue scale in Occupational Medicine 2012, 62: 600–605
43. Levine G, Allen K, Braun L, Hayley E, Friedmann E, Taubert A, Thomas S, Wells L, Richard A, Lange A: Pet Ownership and Cardiovascular Risk, A Scientific Statement From the American Heart Association, the American Heart Association 2013, 4 Circulation 2353–2363
44. Levinson B M: The dog as a co-therapist, J mental hygiene 1962; 01: 46: 59–65
45. Locker D, Shapiro D, Liddell A. Negative dental experiences and their relationship to dental anxiety. Community Dent Health. 1996; 13:86–92
46. Miho Nagasawa, Shouhei Mitsui, Shiori En, Nobuyo Ohtani, Mitsuaki Ohta, Yasuo Sakuma, Tatsushi Onaka, Kazutaka Mogi, Takefumi Kikusui, Oxytocin-gaze positive loop and the coevolution of human-dog bonds, science mag 2015, 348, 333–336
47. Nimer J, Lundahl B: Animal-Assisted Therapy: A Meta-Analysis, Anthrozoös A Multidisciplinary Journal of The Interactions of People & Animals 2007; 20:225–238
48. Ott MC: Gender-Dentistry – Zahnbehandlungsangst, eine systematische Literaturanalyse Diplomarbeit DPU (2018)
49. Otterstedt C, Mensch und Tier im Dialog: Kommunikation und artgerechter Umgang mit Haus- und Nutztieren. Methoden der tiergestützten Arbeit und Therapie, Kosmos, Stuttgart, S 35–132 (2007)
50. Palestrini C, Calcaterra V, Cannas S, Talamonti Z, Papotti F, Buttram D, Pelizzo G: Stress level evaluation in a dog during animal-assisted therapy in pediatric surgery, Journal of Veterinary Behavior: Clinical Applications and Research 2017, 17, 44–49
51. Pendry P, Vandagriff JL: Animal Visitation Program (AVP) Reduces Cortisol Levels of University Students: A Randomized Controlled Trial 2019, AREA,5: 1–12
52. Peretz B, Nazarian Y, Bimstein E: Dental anxiety in a students' paediatric clinic: children, parents and students. Int J Paediatr Dent.2004; 14:192–198
53. Prasad M, Patthi BJ, Singla A, Gupta R, Kumar JK, Ali I, Niraj KD: Assesment of anxiety and depression among dental practitioners-an exploratory cross-sectional study. Journal of Clinical and Diagnostic Research 2017; 10 ZC01–ZC04
54. Prothmann A: Verhaltensmuster von psychisch auffälliger Kinder und Jugendlicher in der tiergestützten Therapie – eine Interaktionsanalyse. Med Dissertation, Universität Leipzig, (2005)
55. Rada RE, Johnson-Leong C: Stress, burnout, anxiety and depression among dentists. JADA 2004; 135: 788–94
56. Reichert P, Jerg-Bretzke L, Geibel M-A: Das präoperative Aufklärungsgespräch vor dem Hintergrund des Patientenrechtegesetzes. Der MKG Chirurg (2019)

57. Reitemeier B, Arnold M, Scheuch K, Pfeifer G: Arbeitshaltung des Zahnarztes. Zahnmedizin up2date 2, 147–170 (2012) `https://www.zags-dresden.de/dateien/Forschung/zahnmedizin_up2date_2012_2.pdf` (01.08.2019)
58. Revankar VD, Chakravarthy Y, Naveen S, Selvan AS, Ganapathy A, Prasad A S: Musculoskeletal disorders and mental health-related issues as occupational hazards among dental practitioners in Salem city: A cross-sectional study. J Pharm Bioall Sci 2017;9,S1:228–30
59. Schonmacher J: Gütekriterien der visuellen Analogskala zur Schmerzbewertung physioscience 2008; 4.3: 125–133
60. Schwarzkopf A: Tiereinsatz im Gesundheitsdienst und der Pädagogik: Positionspapier eines Lobbyisten in spe. tiergestützte 2011, 2, S. 34–45
61. Tawfik DS, Profit J, Morgenthaler TI: Physician burnout, well-being and work unit safety grades in relationship to reported medical errors Mayo Clin Proc 2018 11:1686–1689
62. Tierärztliche Vereinigung für Tierschutz e.V. TVT: Nutzung von Tieren im sozialen Einsatz. Merkblatt Nr. 131.4 Hunde Bramscher Allee 5, 49565 Bramsche (2018)
63. Thakkar T.K., Naik S. N., Dixit U.B: Assessment of dental anxiety in children between 5 and 10 years of age in the presence of a therapy dog: a randomized controlledclinical study, European Archives of Paediatric Dentistry (2021) 22:459–467 `https://doi.org/10.1007/s40368-020-00583-1`
64. Tuschy-Hagmann, Geibel M-A, Jerg-Bretzke L: Development and Evaluation of a Communication and Social Competence Training for Dental Students AMEE MedEdPublish 2019 `https://www.mededpublish.org/manuscripts/2377` (01.08.2019)
65. Universität Amsterdam: `https://uba.uva.nl/en/content/news/2018/10/puppyroom.html` (25.07.2019)
66. Weber A, Schwarzkopf A: Heimtierhaltung- Chancen und Risiken für die Gesundheit, Robert-Koch –Institut, Themenheft 19 (2003)
67. Wittchen HU, Jacobi F. Gesundheitsberichterstattung des Bundes: Heft 21 Angststörungen (Internet). Berlin: Robert Koch-Institut; 2004; `http://www.gbe-bund.de/pdf/Heft21.pdf` (20.12.2016)
68. Wohlfahrt R, Mutschler B: Die Effekte eines Therapiebegleithundes auf die Stressreaktion bei gesunden erwachsenen Männern während des Trierer Stress-Tests: Eine explorative Studie 2003 FITT Forschungsbericht 1

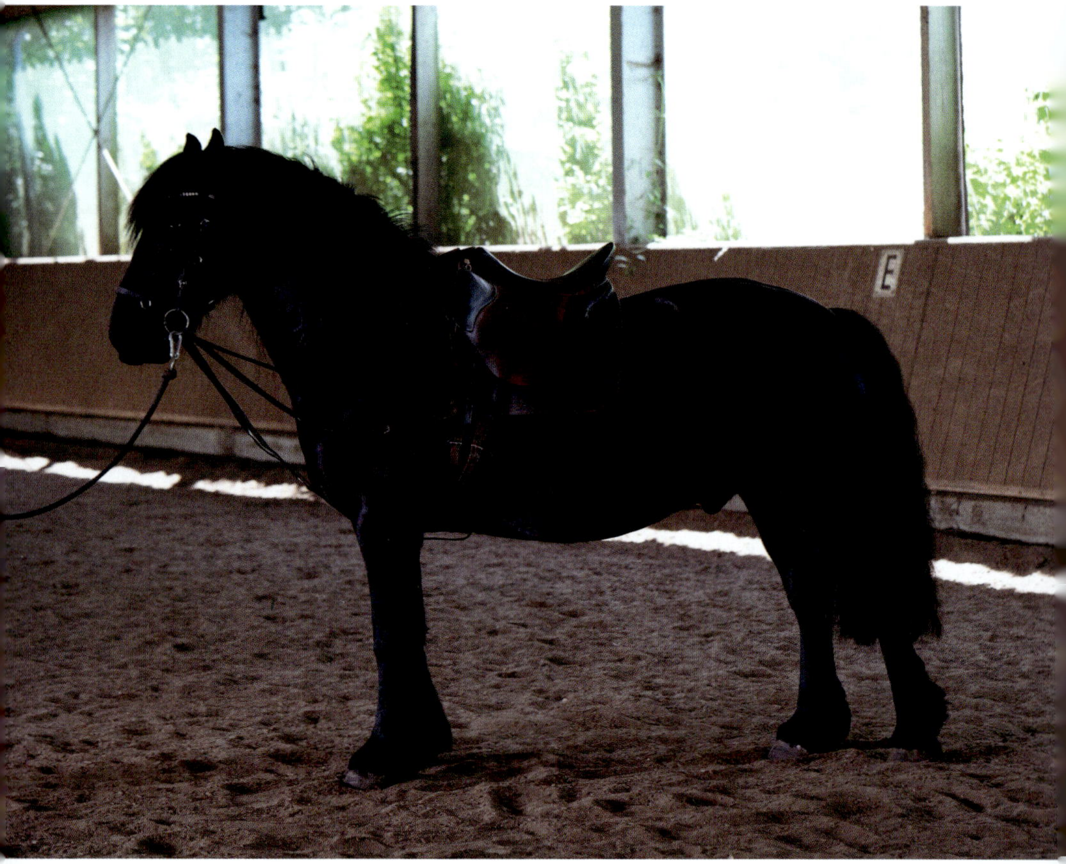
E

Kapitel 9

Dent Horse – Wenn Körper und Seele dringend Stärkung brauchen

Einsatz von Reitpferden bei der Behandlung von Patientinnen mit Bruxismus und Craniomandibulärer Dysfunktion (CMD)

Margrit-Ann Geibel

9.1 Einleitung

Im Rahmen der Kiefergelenkssprechstunde an der Klinik für Mund-Kiefer-Gesichtschirurgie am Universitätsklinikum Ulm wurde ein Forschungskonzept entwickelt, das den Einfluss von Progressiver Muskelentspannung (PME) auf Bruxismus und CMD bei Sportlern und Ärztinnen/Zahnärztinnen untersucht. Diese Zielgruppe wurde gewählt, da diese berufsbedingt oder auch durch den Leistungssport besonders prädestiniert sind für Bruxismus oder auch CMD. Eine Untergruppe aus dieser präventionsorientierten Forschungsfragestellung sind Untersuchungen an Reiterinnen (Ethikantrag 11/23). Meine Weiterbildung zur Trainerin für Progressive Muskelentspannung erfolgte 2018. Seitdem setzte ich die PME bei meinen monoedukativen Chirurgiekursen für Zahnärztinnen ein – und auch in der Lehre. Für die Untersuchungen an den Reiterinnen absolvierte ich 2020–2021 die Weiterbildung zur Reittherapeutin. Das Deutsche Kuratorium für Therapeutisches Reiten (DKThR) erhielt meinen Antrag auf Förderung meiner wissenschaftlichen Pilotforschung. Nach einem positiven Votum durch die DKThR wurde mein Pilotprojekt durch die Stiftung Löwenbrücke gefördert.

Bruxismus und auch die Craniomandibulären Dysfunktion (CMD) sind multifaktorielle Krankheitsbilder, die in der Zahnmedizin zunehmend beobachtet und behandelt werden müssen. Unbehandelt kann es nicht nur bis zum Zahnverlust führen, sondern die Begleiterscheinungen wie Schmerzen, Schwindel, Sehstörungen sind für die Patienten sehr belastend und beeinträchtigen massiv die Lebensqualität. Angestrebt wird ein präventionsorientierter Behandlungsansatz, der den Patienten nicht nur aufklärt über die Ursachen, sondern ihn auch selbst einbindet in individualisierte Präventionsstrategien.

Hinsichtlich der Ätiologie der Craniomandibulären Dysfunktion (CMD) wird von einem multikausalen Geschehen ausgegangen, das z. B. Mikro- und Makrotraumen, konstitutionelle Voraussetzungen, hormonelle Störungen, bio-psycho-soziale Probleme, Habits, orthopädische sowie okklusale Störungen in Statik und Dynamik einbezieht (Hugger et al. 2016).

Bruxismus bezeichnet ein Zähneknirschen oder Aufeinanderpressen der Zähne, das sowohl tagsüber als auch nächtlich (unbewusst) durchgeführt wird. Es kommt dadurch zu Schmerzsymptomen, wie Tinnitus, Schwindel, Sehstörungen. Bei der Beteiligung des Kiefergelenkes spricht man von CMD. Diese craniomandibuläre Dysfunktion umschließt ein multikausales Geschehen, das psychische, strukturelle funktionelle und biochemische Fehlregulationen beinhaltet, die zu einer Problematik der Muskel-und Gelenkfunktionen führt (Bernhardt et al 2014, Okeson 2013).

Der interdisziplinäre Einsatz von zahnmedizinischen und medizinischen Maßnahmen zur Behandlung von Funktionsstörungen und -erkrankungen des kraniomandibulären Systems ist heute unumstritten. Sowohl okklusale als auch physikalisch-medizinische Maßnahmen sind damit fester Bestandteil der Funktionstherapie, deren erfolgreicher Einsatz in zahlreichen wissenschaftlichen Untersuchungen nachgewiesen wurde (Hugger et al 2016, Riley et al 2007, Rashid et al. 2013).

Die Vielzahl der in der Behandlung kraniomandibulärer Dysfunktionen anwendbaren therapeutischen Mittel entspricht dabei der Vielgestalt der klinischen Verlaufsformen. Dies ermöglicht eine individuelle Auswahl der jeweils geeigneten therapeutischen Maßnahmen (Rashid et al. 2013, Cucca et al. 2010, de Freitas et al. 2013).

In der Zahnmedizin wird zur Behandlung von Angstpatienten in der ambulanten Praxis erfolgreich Progressive Muskelentspannung nach Jacobson eingesetzt (Farspour P 2021).

Die pferdgestützte Therapie scheint nach derzeitiger Studienlage prädestiniert für einen präventiven bzw. auch begleitend therapeutischen Einsatz beim Krankheitsbild der durch die Diskoordination der Muskelgruppen einhergehenden Muskelhypertrophien und-hypotrophien.

9.1.1 Definitionen im Zusammenhang mit Erkrankungen des Kiefergelenkes mit der Ursache einer Funktionsstörung nach S3 Leitlinie Bruxismus DGZMK

Eine Dysfunktion im Kontext des Kausystems ist im Rahmen der vorgeschlagenen Definitionen als spezifische Funktionsstörung zu werten, welche die Kaumuskulatur, die Kiefergelenke und/oder die Okklusion betrifft. Sie wird in der zahnärztlichen deutschen Terminologie allgemein als craniomandibuläre Dysfunktion (CMD) bezeichnet (DGZMK 2019).

9.1.1.1 Craniomandibuläre Dysfunktion (CMD)

Die CMD umfasst Schmerz und/oder Dysfunktion: Schmerz tritt in Erscheinung als Kaumuskelschmerz und/oder Kiefergelenkschmerz sowie als (para)funktionell bedingter Zahnschmerz. Dysfunktion kann in Erscheinung treten in Form von schmerzhafter oder nicht schmerzhafter intraartikulärer Störung [auf das Kiefergelenk zielender Aspekt], die Funktion störenden Vorkontakten und Gleithindernissen [auf die Okklusion zielender Aspekt] (DGZMK 2019). Myoarthropathie des Kausystems (MAP) stellt eine Untergruppe der craniomandibulären Dysfunktion dar:

Beschwerden und Befunde, die die Kaumuskulatur, die Kiefergelenke bzw. damit in Verbindung stehende Gewebestrukturen betreffen; die Betrachtung der Okklusion ist hier nicht eingeschlossen (DGZMK 2019). Temporomandibular Disorder (TMD, englisches Synonym für MAP) stellt eine Untergruppe der craniomandibulären Dysfunktion dar: Beschwerden und Befunde, die die Kaumuskulatur, die Kiefergelenke bzw. damit in Verbindung stehende Gewebestrukturen betreffen; die Betrachtung der Okklusion ist hier nicht eingeschlossen (DGZMK 2019).

9.1.1.2 Initiale zahnärztliche Therapie

Als zahnärztliche Maßnahmen kommen zunächst neben der Aufklärung in Bezug auf Selbsthilfemaßnahmen die reversible Behandlung mittels konstruierter Okklusionsschienen in Betracht. Stellen sich diese als wirksam heraus, können darüber hinaus irreversible Maßnahmen wie das Einschleifen von Störungen in der Okklusion, kieferorthopädische Korrekturmaßnahmen und/oder die Rekonstruktion von Einzelzähnen, Zahngruppen oder des gesamten Kausystems zur Anwendung kommen (Oekson JP 2013).

Okklusionsschienen besitzen aufgrund ihrer in der Regel vorliegenden Reversibilität ein weites Indikationsspektrum und stellen die zahnärztliche Standardmaßnahme in der Primärtherapie dar. Ihr Wirkprinzip basiert je nach Maßnahme und Gestaltung auf unterschiedlichen neuromuskulären Mechanismen, wobei sie der Harmonisierung der Muskel- und Kiefergelenkfunktionen, der Ausschaltung okklusaler Interferenzen und Reduktion parafunktioneller Aktivitäten, wie Bruxismus, sowie dem Schutz der Zahnhartsubstanzen dienen. Der Behandlung mit Stabilisierungsschienen, meist eingesetzt als Kurzzeitschienen, aber auch als Langzeitschienen bei biopsychosozial bedingten Parafunktionen, wird durch valide Studien ein guter Therapieerfolg bescheinigt (DGZMK 2019).

9.1.1.3 Aktueller Stand bei der Behandlung einer CMD

Eine Therapie ist bei Schmerzsymptomen oder Einschränkungen der Funktion indiziert und erfolgt heute durch zahnmedizinische und medizinische Verfahren. Das Grundprinzip besteht darin, die verschiedenen pathophysiologischen Zustände im Rahmen der Funktionsdiagnostik stufenweise zu erfassen, um auf dieser Grundlage geeignete Therapieverfahren auszuwählen. Neoplastische u. ä. Erkrankungen sind vor Beginn einer zahnärztlichen Therapie differenzialdiagnostisch abzuklären und ggf. frühzeitig einer fachspezifischen Weiterbehandlung zuzuführen (DGZMK 2019).

9.1.2 Progressive Muskelentspannung nach Jacobson

Die Progressive Muskelentspannung nach Edmund Jacobson (PME) ist eine der bekanntesten Entspannungstechniken für den Menschen. Der Arzt und Psychologe Dr. E. Jacobson (1888–1979) wies durch wissenschaftliche Untersuchungen den Zusammenhang zwischen übermäßiger muskulöser Anspannung und unterschiedlichen körperlichen und seelischen Spannungszuständen nach. Es wurde erkannt, dass Spannung und Anstrengung immer mit einer Verkürzung der Muskelfasern zusammenhängt und als Gegenteil von Erregungszuständen die Entspannung eintritt. Somit stand fest, dass Stress und muskuläre Anspannung überwiegend zusammen auftreten. Im Rahmen seiner Forschung konnte Jacobson belegen, dass sich dieses Prinzip umkehren lässt. Es findet eine Rückkopplung zum Nervensystem statt, wenn sich die Muskeln entspannen, und das wirkt beruhigend, entspannend und stressreduzierend. Durch das gezielte An- und Entspannen bestimmter Muskelgruppen kann eine wohlige Entspannung herbeigeführt werden. In einer zunächst festgelegten Reihenfolge werden nacheinander die einzelnen Muskelgruppen angespannt, dann entspannt. Der Übende konzentriert sich auf den Wechsel zwischen An- und Entspannung und fühlt den Unterschied (Jacobson 1938, Torales 2020, Pferde gesund bewegen 2021).

Hinspüren – Anspannen – Spannung halten – Loslassen – Nachspüren. Durch die Anwendung dieser Übungen kann eine Muskelanspannung aufgrund verbesserter Körperwahrnehmung rechtzeitig erspürt und eine muskuläre Entspannung herbeigeführt werden. Ziel der Progressiven

Muskelentspannung ist der Abbau übermäßiger körperlicher und seelischer Spannung und damit Entspannung in alltäglichen Situationen. Den typischen stressbedingten Störungen und Krankheiten wird somit vorgebeugt. Die Progressive Muskelentspannung ist auch bereits in der Behandlung von Bruxismus und CMD wissenschaftlich belegt und etabliert (DGZMK 2019).

9.1.3 Das Therapiepferd: Eigenschaften – Ausbildung – Einsatzmöglichkeit

Daraus folgernd und am bereits wissenschaftlich belegten Nutzen der tiergestützten Therapie orientiert, will unsere Pilotstudie dem Einsatz eigens dafür ausgebildeter Pferde auch in der Zahnmedizin näherkommen.

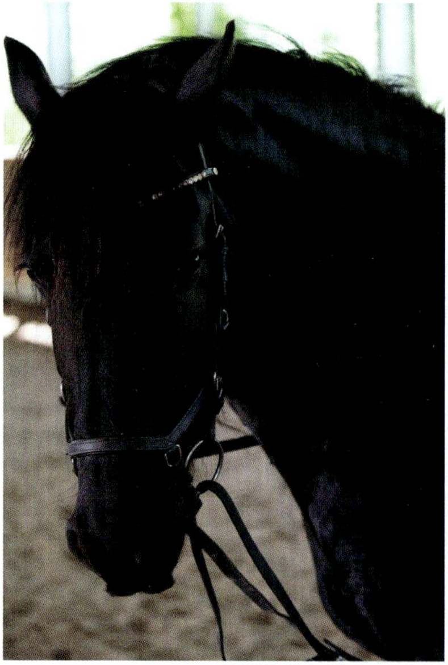

Abb. 25: Das geeignete Therapiepferd sollte einen ausgeglichenen Charakter haben

Dies unter der eindeutigen Voraussetzung: Ein Pferd, welches körperlich und geistig eingeschränkten Menschen bei der Begleitung und Genesung helfen soll, muss bestimmte Charaktermerkmale mitbringen.

Das Pferd für therapeutische Zwecke sollte ruhig und ausgeglichen sein und einen taktvollen Gang haben. Das Tier, das noch ausgebildet werden muss, darf ängstlich, aber nicht schreckhaft sein (Götzky J 2016, TVT 2012, DKThR 2021).

Die Ausbildung eines Pferdes ist sehr zeitaufwendig und bedarf eines großen Vertrauens zwischen Mensch und Tier. Diese Beziehung muss stabil sein.

Das Pferd muss den Reittherapeuten als Ranghöchsten wahrnehmen.

Ein Therapiepferd sollte menschenfreundlich sein, ein gutes Sozialverhalten an den Tag legen, scheufrei sein und Nervenstärke beweisen. Ein wichtiger Aspekt ist die Erziehung und der Gehorsam des Pferdes (Abb. 25).

Der taktmäßige, raumgreifende Schritt des Pferdes, darf fleißig bei schreitender Bewegung sein. Der Trab und der Galopp sollten gut ausbalanciert sein, weich zu sitzen und rhythmisch ablaufen.

Ein Therapiepferd sollte am besten in der sogenannten „Offenstallhaltung“ gehalten werden. Dies bedeutet, die Pferde können sich den ganzen Tag bei jedem Wetter draußen bewegen. Sie haben überall die Möglichkeit Schutz zu suchen (Bäume oder offen gestaltete Ställe). Die Herde kann sich austoben, spielen und miteinander ihr Revier kennen lernen (Götzky J 2016, TVT 2012).

Pferde für Therapiezwecke müssen immer wieder ein „Gelassenheitstraining“ durchführen. Alltagsgegenstände werden in kleinen Schritten vertraut gemacht. Trainiert wird z. B. das Aufklappen eines Regenschirms, das Rascheln einer Tüte, das Umherfliegen von Federn, das Rollen eines Balles zwischen die Beine des Pferdes oder auch das Abspritzen mit dem Wasserschlauch (Götzky J 2016, TVT 2012).

9.1.4 CMD: bisheriger Stand in der pferdgestützten Therapie

In der Zahnmedizin wird schon seit längerem sehr erfolgreich ein interdisziplinärer Ansatz zur Behandlung der CMD verfolgt. Okklusale und physikalisch-medizinische Maßnahmen sind etabliert. Da die Dysfunktion des Kausystems auch somatische Ursachen beinhaltet, bieten sich vor allem stressbedingte psychoreaktive Teilursachen an, im Rahmen einer pferdgestützten Therapie behandelt zu werden. Bedauerlicherweise gibt es bis dato keinerlei Forschungsprojekte, Erfahrungen und Ergebnisse, die eine möglicherweise positive Auswirkung einer gezielten pferdgestützten Therapie hinsichtlich Muskelrelaxation und Stressreduktion beim Krankheitsbild der CMD wissenschaftlich erforscht (Geibel 2023).

Die pferdgestützte Therapie wurde bisher auch nicht in die Behandlung von Bruxismus/CMD einbezogen, obwohl ihre tiefenentspannende und heilende Wirkung auf den Gesamtorganismus unbestritten und mittlerweile hinreichend belegt ist, zumal das Krankheitsbild zunimmt. Auch unter Genderaspekten bietet sich die nähere Beschäftigung mit diesem Thema an. Der geschlechtersensible Aspekt des Reitens und der Beziehung zum Pferd ist bekannt: Mehr Mädchen und Frauen fühlen sich zu der intensiven Interaktion mit dem Pferd hingezogen. Das belegen auch unsere eigenen Studien (Geibel 2021, Geibel 2023). Laut einer Studie des Marktforschungsunternehmens IPSOS aus 2019 im Auftrag der Deutschen Reiterlichen Vereinigung bezeichnen sich 2,23 Millionen Menschen als Reiter. Regelmäßig aktive Reiter sind vorwiegend weiblich (76 Prozent), im Durchschnitt 38 Jahre alt, gut ausgebildet und zumeist voll- oder zumindest teilberufstätig (Jahresbericht Deutsche Reiterliche Vereinigung FN 2019).

9.2 Ziel der Arbeit

Durch die positiven Ergebnisse aus der Forschung über die Progressive Muskelentspannung nach Jacobson (PME) bei Stress, Ängsten und Verspannungen wurde in dem vorliegenden wissenschaftlichen internationalen Pilotprojekt die Möglichkeiten der Progressiven Muskelverspannung mit den Möglichkeiten der pferdgestützten Therapie kombiniert und bei dem multifaktoriellen Krankheitsbild des Bruxismus/CMD auf ihre mögliche Wirksamkeit bei Reiterinnen hin untersucht.

Die Patientinnen wurden rekrutiert aus der Kiefergelenkssprechstunde in der Klinik für Mund-Kiefer-Gesichtschirurgie am Universitätsklinikum Ulm und in einen semiprofessionellen Springstall im Wallis/Schweiz.

9.3 Material und Methodik

9.3.1 Studiendesign

Die Probanden dieser internationalen Studie waren ausschließlich Reiterinnen aus Deutschland und der Schweiz (Abb. 26).

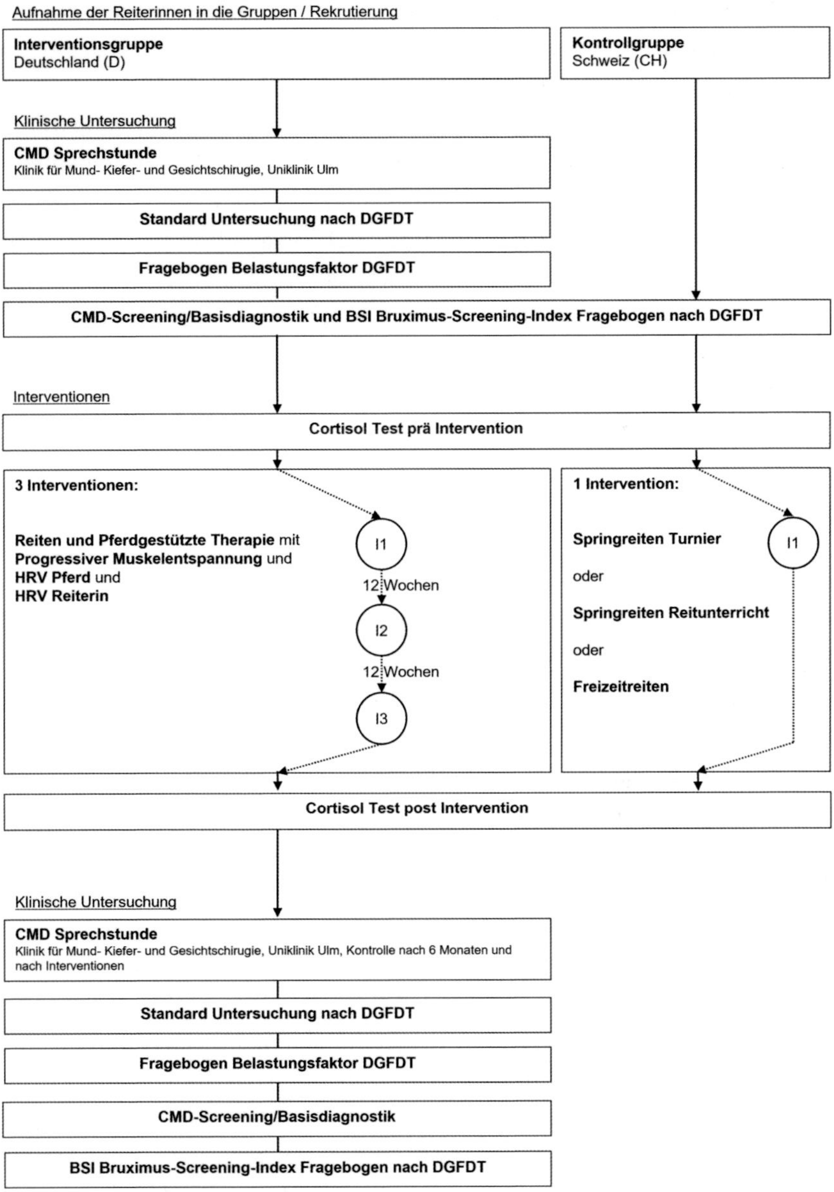

Abb. 26: Übersicht Studienablauf Dent Horse

Die Deutschen Reiterinnen für die Interventionsgruppe wurden aus der Kiefergelenkssprechstunde der Mund-Kiefer-Gesichts-Chirurgie am Universitätsklinikum Ulm rekrutiert (Ethikantrag 11/23, Universitätsklinik Ulm). Parafunktionen und Fehlhaltungen wurden den Patientinnen bewusst gemacht, z. B. durch Aufklärung und Anleitung zur Selbstbeobachtung.

Alle Teilnehmerinnen aus der Interventionsgruppe bekamen eine Anleitung zur Progressiven Muskelentspannung von einer zertifizierten Ausbilderin für PME (Progressiver Muskelentspannung nach Jakobson) und zusätzlich eine DVD mit angeleiteten PME Entspannungsübungen zum Eigenstudium mit der Bitte, dies mindestens einmal täglich durchzuführen.

Die eingesetzten Pferde waren hinsichtlich ihres Temperaments besonders geeignet. Die Therapiepferde waren entsprechend ausgebildet, die eigenen Pferde der Reiterinnen nicht.

Untersucht werden sollte der Stresslevel beim Reiten und standardisierter Vorgehensweise bei Verdacht auf CMD/Bruxismus der Deutschen Gesellschaft für Funktionstherapie (DGFDT) mit validiertem Einsatz von Fragebögen (aus der medizinischen Psychologie/Bruxismus-Fragebogen) (DGZMK 2019). In die Studie aufgenommen wurden nur Reiterinnen bei Verdacht auf Bruxismus nach diesem validierten Screening aus der S3-Leitlinie der Deutschen Gesellschaft für Zahn-Mund- und Kieferheilkunde (DGZMK) „Diagnostik und Behandlung von Bruxismus“ (DGZMK 2019). Alle Probandinnen wurden, bei bestehender rechtfertigender Indikation, mit dem MRT-Dental untersucht. Die Entwicklung der dynamischen Kiefergelenksaufnahmen im MRT basiert auf eigenen Forschungsergebnissen (Wundrak et al. 2015, Wundrak et al. 2016).

Die Auswertung der Nebenbefunde beim MRT-Kiefergelenk wurden von der Medizinischen Radiologie am Universitätsklinikum Ulm durchgeführt.

Die Intervention/pro Proband erfolgte über den Gesamt-Beobachtungszeitraum von 6 Monaten.

Die Patientinnen (Interventionsgruppe) im Alter von 30 bis 63 Jahren wurden in einem ersten Termin auf einem ausgebildeten Therapiepferd in die Übungen eingewiesen (Abb. 27, Abb. 26). Die Intervention 2 und 3 erfolgten auf dem jeweils eigenen Pferd oder dem Therapiepferd.

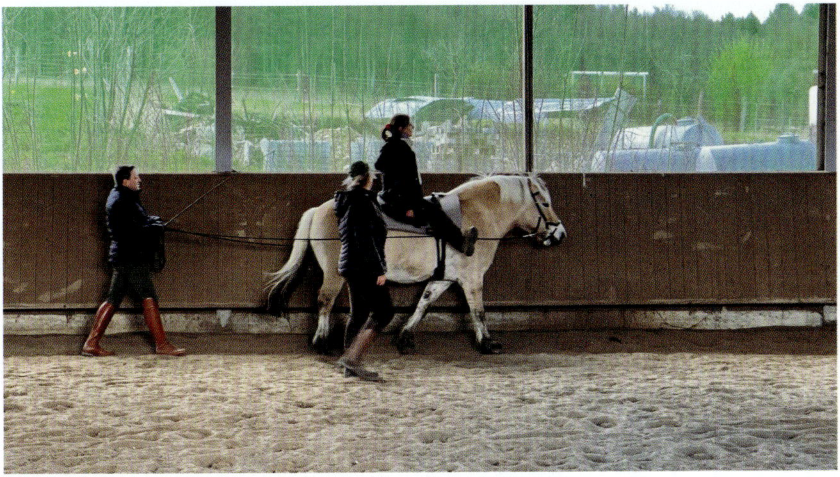

Abb. 27: Die Reiterinnen wurden auf dem Therapiepferd in die PME Übungen eingewiesen

Die Reiterinnen der Kontrollgruppe im Alter von 18–45 Jahren waren semiprofessionelle Springreiterinnen aus dem Kanton Wallis/Schweiz (Prohorse Kühnis GmbH, Pletschgässi 62, 3952 Susten, Schweiz, Abb. 24). Sie ritten ausschließlich auf ihren eigenen Pferden. Keine der Reiterinnen in der Kontrollgruppe hatte Bruxismus oder CMD.

In beiden Gruppen (Intervention und Kontrolle) wurden früh morgens direkt nach dem Aufstehen und 15 Minuten nach dem Absteigen, also nach der Intervention Speichelproben für die Cortisol Messung gewonnen (Grindler et al. 2019, Malinowski et al. 2019, Ayala et al. 20221, Rita Seery et al. 2024). Die Auswertung des Cortisol Speichels erfolgte im Labor SwissHealthMed, Feldkirchen.

In der Interventionsgruppe wurde mittels HRV Pulsuhr (POLAR, Finnland) die HRV gemessen, synchron bei Reiterinnen und Pferden. Die Messungen starteten unmittelbar nach dem Aufsteigen und vor Start der Intervention. Sie endeten nach dem Absteigen.

Parallel dazu wurden Videosequenzen aufgezeichnet und das Verhalten der Tiere von einem Ausbilder und einer Tierärztin beobachtet. Als relevante Verhaltensparameter wurden die Haltung des Halses, der Ohren, die Schrittlänge und das „Abschnauben" gewertet (Abb 29 a/b) (Kaiser et al. 2006, Brelsford et al. 2020, Fine et al. 2020, IAHAIO 2021).

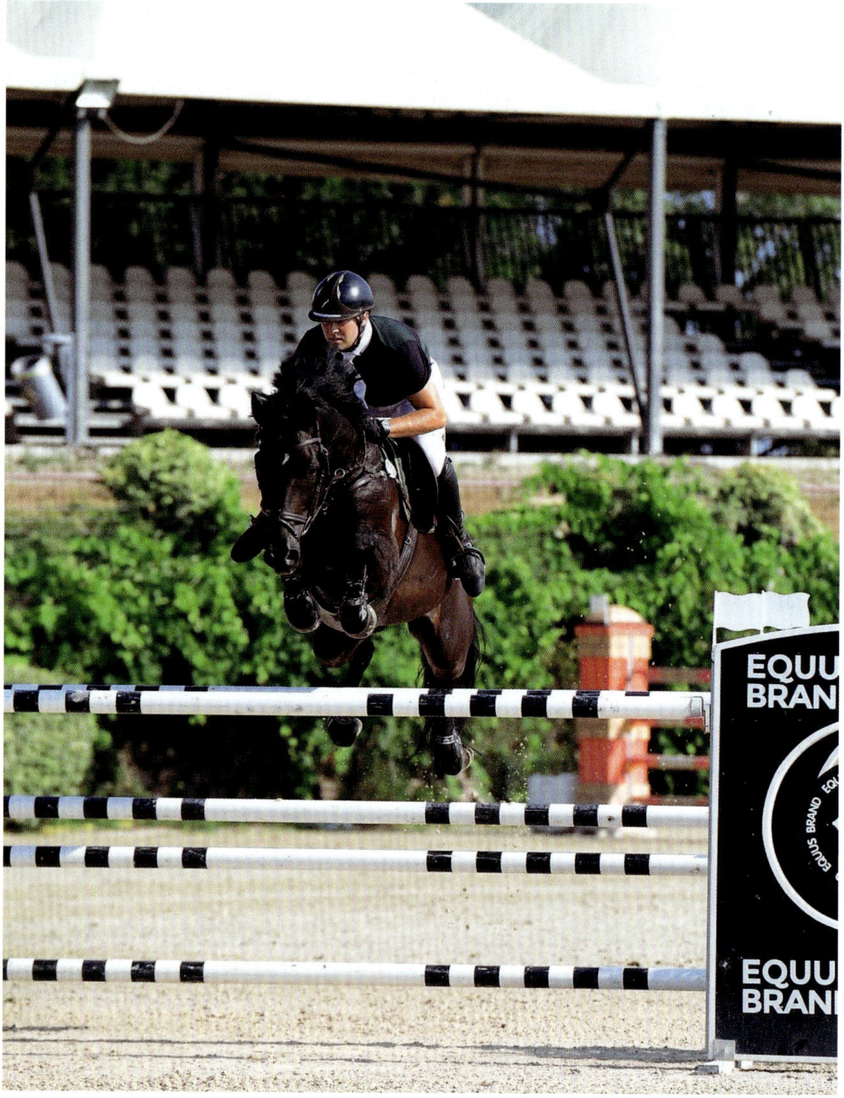

Abb. 28: Reiterinnen der Kontrollgruppe aus der Schweiz. Prohorse Kühnis GmbH

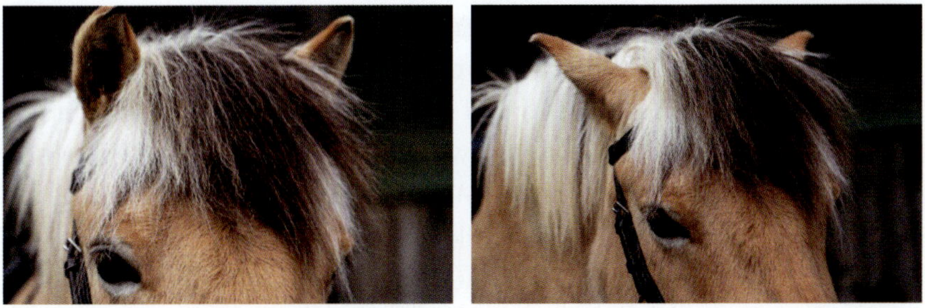

Abb. 29: Das Ohrenspiel ist ein relevanter Verhaltensparameter bei der Beobachtung von Stress-Anzeichen beim Pferd

Die Pferde der Interventionsgruppe waren zwischen 7 und 21 Jahren alt, es wurden 5 Wallache und 2 Stuten eingesetzt.

Sie wurden in geschlechtsspezifischen Gruppen in einem Aktivstall gehalten, mit freiem Zugang zu Liegehalle und Freigelände, im Sommer zusätzlich Zugang zu den Koppeln. Heu wurde ad libitum gefüttert, Kraftfutter je nach Bedarf. Die Pferde der Kontrollgruppe wurden in Paddockboxen gehalten mit 2-stündigem Freilauf täglich, sie waren zwischen 8 und 15 Jahren alt und für den angewandten Zweck (Springreiten) ausgebildet.

9.3.2 Entspannungsverfahren nach der Progressiven Muskelentspannung nach Jacobson (PMR)

Wie bei allen anderen muskuloskelettalen Schmerzen kann bei Bruxismus/CMD das Erlernen von allgemeinen Verfahren zur Entspannung der Körpermuskulatur sinnvoll sein. In der Schmerztherapie hat sich dabei die progressive Muskelrelaxation nach Jacobson (PMR) am besten bewährt. Dafür braucht man allerdings etwas Zeit, eine Person oder Einrichtung, die eine Lernanleitung gibt, und stetige Wiederholung. Das ist für viele Schmerzleidende ein großes Hindernis, die oft durch einen ärztlichen Eingriff Linderung erwarten, vor eigener Aktivität jedoch zurückschrecken. Diese Passivität zu überwinden ist für viele Schmerzkranke aber ein entscheidender Schritt zur Beschwerdebesserung (Madsen 2021).

Progressiv bedeutet voranschreitend. Die gesamte Skelettmuskulatur wird Schritt für Schritt entspannt. Das Besondere dabei: Der Entspannungszustand betrifft nicht nur die willentlich zu beeinflussende Muskulatur, sondern auch die willentlich nicht zu beeinflussende Muskulatur – so unter anderem die Muskeln des Magen- und Darmtraktes.

Die Methode entwickelt hat der Physiologe Edmund Jacobson, der sich mit der Funktion der Muskulatur auseinandergesetzt hat. Er erkannte, dass Menschen, die unter Unruhe und Ängsten litten, eine erhöhte Muskelspannung aufwiesen. Gleichzeitig fand er heraus, dass das Stressgefühl signifikant abnahm, wenn sich der Muskeltonus reduzierte. Basierend auf diesen Beobachtungen und darauf aufbauenden Studien entwickelte Jacobson 1938 eine aktive, körperorientierte Entspannungsmethode (Madsen 2021).

9.3.2.1 Beispiele für Anwendungsgebiete für PME

PME wird sowohl in der Therapie von bestehenden Beschwerden, als auch in der Prävention angewandt. Belegt sind u. a. Erfolge bei Herzkreislauf-Erkrankungen (z. B. Bluthochdruck), Schmerzreduktion (z. B. Kopfschmerzen, leichte Rückenschmerzen, Verspannungszuständen, Phantomschmerzen), arthritische Beschwerden, Ängste, Stressreaktionen, Phobien.

Wann sollte dagegen auf progressive Muskelentspannung verzichtet werden? Progressive Muskelentspannung ist eine leicht erlernbare Methode, die in vielen Fällen hilfreich ist. In Ausnahmefällen sollte jedoch darauf verzichtet werden. Konkret sollte bei den folgenden Krankheitsbildern und Situationen davon abgesehen werden (Jacobson 1938, Torales 2020):

- Mangelndes Konzentrationsvermögen (sofern dieses hirnorganisch bedingt ist)
- Lumbago (eine schmerzhafte Erkrankung der Wirbelsäule, die mit einer Bewegungseinschränkung einhergeht)
- Schwere psychiatrische Erkrankungen (z. B. Schizophrenie und Psychosen)

- Herzschwäche
- Schwere körperliche Behinderungen, insbesondere dann wenn Muskelkontraktion unmöglich ist
- Einnahme von Beruhigungsmitteln
- Epilepsie

9.3.3 Bezug zur Reittherapie

9.3.3.1 CMD und Bruxismus – bisheriger Stand in der Reittherapie

In der Zahnmedizin wird schon seit längerem sehr erfolgreich ein interdisziplinärer Ansatz zur Behandlung von Bruxismus/CMD verfolgt. Okklusale und physikalisch-medizinische Maßnahmen sind etabliert. Da die Dysfunktion des Kausystems auch somatische Ursachen beinhaltet, sind vor allem die psychoreaktiven Teilursachen, die stressbedingt sind, hervorragend geeignet auch im Rahmen einer Reittherapie behandelt zu werden. Bis dato sind allerdings keinerlei Forschungen unternommen worden, die die belegte, positive Auswirkung und Erfahrung aus der Reittherapie für Muskelrelaxation und Stressreduktion für dieses zunehmende Krankheitsbild von Bruxismus und CMD wissenschaftlich zu untersuchen.

9.4 Ergebnisse

9.4.1 Cortisol-Speichelmessung

Die Bildung und Freisetzung von Cortisol ist wesentlich bei neuroendokrinen Stressreaktionen beteiligt. Die Freisetzung verläuft in zirkadianem Rhythmus, was bedeutet, dass die Cortisolfreisetzung über einen biologischen Rhythmus von circa 24 Stunden im Körper synchronisiert wird. Die höchste Sekretion findet um 6:00 morgens statt, der Tiefpunkt ist gegen 24:00 Mitternacht. Gehemmt wird das ACTH durch Glucocorticoide, stimuliert durch CRH (Adreno-Corticotropin-Releasing-Hormon) und AVP (Arginin-Vasopressin) (Welsch, Deller 2010, Sundeep et al. 2014, Strahler et al. 2017, Helhammer et al. 2009).

9.4.1.1 Die körperlichen Auswirkungen von Cortisol, ausgelöst in Stresssituationen

Cortisol fördert den Proteinabbau und wandelt somit Aminosäuren in Glukose durch die Gluconeogenese um. Das Ziel dieses Prozesses ist es, den Blutzuckerspiegel zu erhöhen und durch die vermehrte Glykogenbildung in der Leber und der Muskulatur dem ausgesetzten Stress gewappnet zu sein. Durch die vermehrte Freisetzung von Glukose und Fettsäuren werden die im Körper gespeicherten Energiereserven mobilisiert und somit die Kraft und Ausdauer gesteigert, um bei einer Bedrohung die Überlebenschancen zu steigern. In Folge erhöht sich der Blutzuckerspiegel. Durch eine stressindizierte Dauerbelastung ist der menschliche Körper in stetiger Alarmbereitschaft, die zu körperlicher Erschöpfung und einem Verlust der Leistungskraft führt. Stress führt im Körper zur Freisetzung von Cortisol aus der Nebennierenrinde. Zu den relevanten langfristigen Risiken gehört der signifikante und dosisabhängige Abbau der Knochensubstanz (Osteoporose) mit erhöhtem Frakturrisiko aber auch schlechterer Frakturheilung (Shi et al. 2015, Haffner-Luntzer et al 2019).

Cortisol wirkt entzündungshemmend, verstärkt die Immunreaktion, dämpft das Schmerzempfinden und beeinflusst allergische Reaktionen (Sundeep et al. 2014, Strahler et al. 2017, Helhammer et al. 2009).

Abb. 30: (a): PME an der Doppellonge mit Therapiepferd; (b)–(d): PME mit Therapiepferd geritten bei der Interventionsgruppe in Ulm. Anspannung und Entspannung wissenschaftlich untersucht.

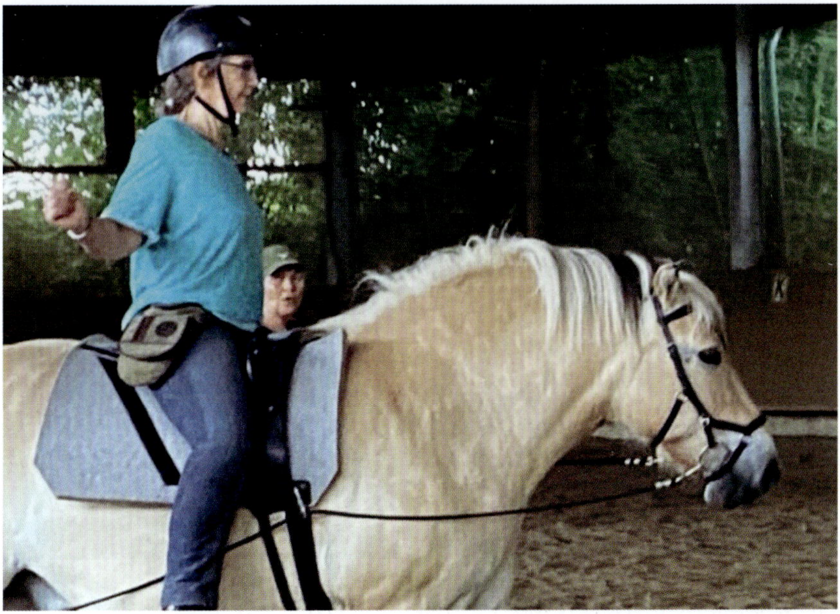

(a)

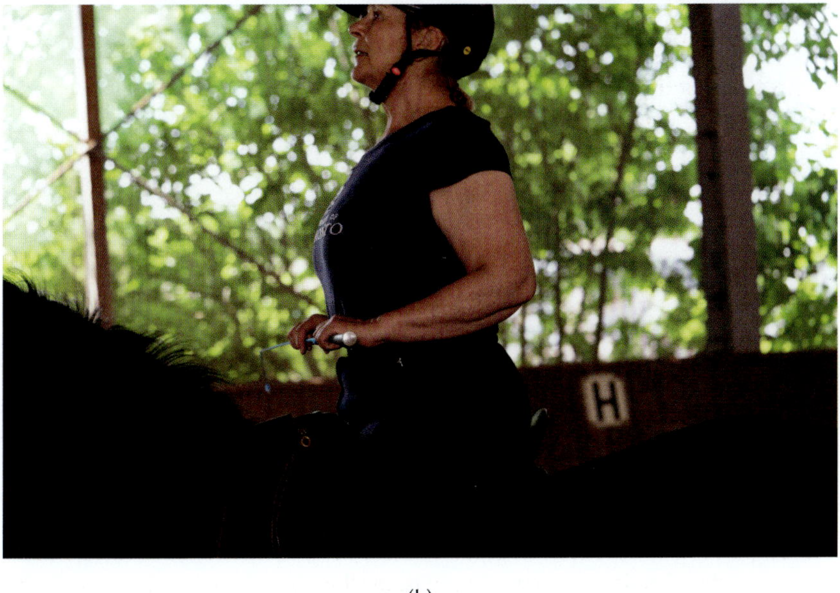

(b)

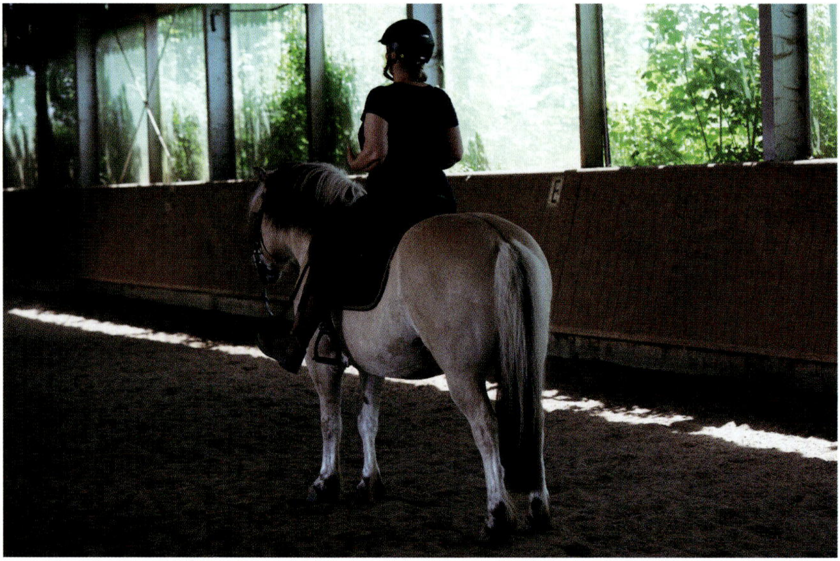

(c)

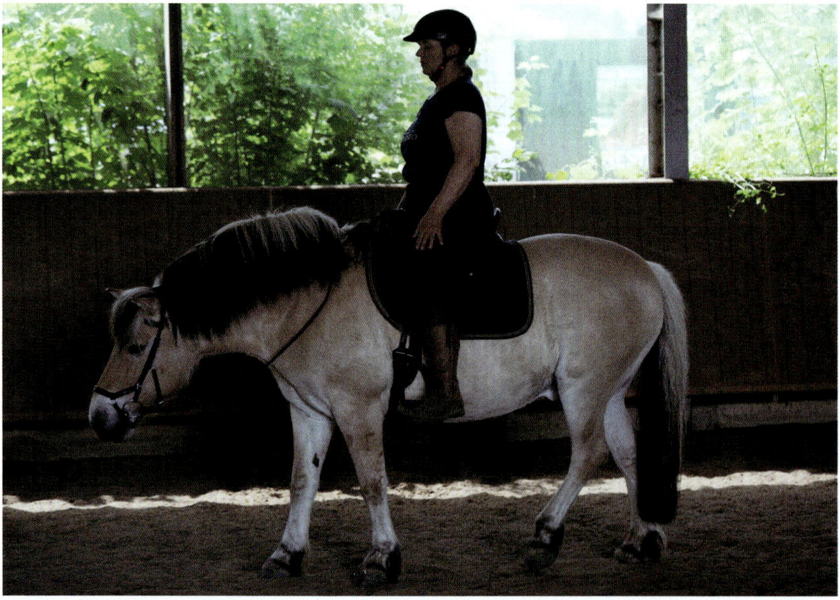

(d)

9.4.2 Ergebnisse Reiterinnen – Interventionsgruppe Deutschland

Tabelle 26: Übersicht der Ergebnisse Cortisol-Speichel über alle 3 Interventionen

Teilnehmer	**1. Intervention T1**		Δ	**2. Intervention T2**		Δ	**3. Intervention T3**		Δ
Nr.	1-1	1-2		2-1	2-2		3-1	3-3	
1	8.28	2.44	-71%	5.47	3.26	-40%	10.40	5.48	-47%
2	8.91	0.19	-98%	18.60	2.63	-86%	9.91	4.41	-55%
3	13.40	5.63	-58%	10.10	1.35	-87%	2.66	1.98	-26%
4	7.62	2.81	-63%	3.63	2.00	-45%	9.72	3.79	-61%
5	7.45	0.54	-93%	9.32	1.83	-80%	*	*	*
6	10.80	3.54	-67%	3.06	2.73	-11%	13.20	4.43	-66%
7	5.19	2.53	-51%	8.75	3.00	-66%	9.90	3.50	-65%
SD			17.6%			28.5%			15.1%*
Mittelwert			-72%			-59%			-53%*

Tabelle 26 zeigt die Ergebnisse aller 3 Interventionen der Reiterinnen in Deutschland über die Interventionsdauer von 6 Monaten. Erste Intervention März 2023, 2. Intervention Juni 2023, 3. Intervention September 2023. Alle Cortisol Werte sind in pg/ml.

Alle Probandinnen haben an allen drei Interventionen eine Reduktion der Cortisol-Speichelwerte zwischen Minimum -11 % bis maximal -98 %, bezogen auf den morgens direkt nach dem Aufstehen gewonnenen Speichel. Die Proben wurden genommen: 1. direkt nach dem Aufstehen und dann 2. nach der Intervention (Tageszeit zwischen 12.30–13.40 Uhr). Bei der ersten Intervention war die Reduktion zwischen -51 % bis -98 %. Es konnte kein Unterschied gefunden werden zwischen den Reiterinnen, die auf dem Therapiepferd die PME-Übungen gemacht haben und den Reiterinnen, die auf Ihrem Pferd geritten sind (-51 % bis -93 %). Bei der 2. Intervention lagen die Werte der Reiterinnen der Gruppe mit PME auf dem eigenen Pferd (-40 % bis -87 %) und den Reiterinnen ohne PME auf dem eigenen Pferd bei (-11 % bis -80 %). Die gleichen Reiterinnen hatten in der 3. Intervention PME auf dem Therapiepferd (eine Reiterin fehlte). Bei dieser Intervention mit dem Therapiepferd lag die Reduktion zwischen -61 % bis -65 %. Vergleicht man diese Werte der Reiterinnen bei der 2. Und

3. Intervention könnte man eine Erhöhung der Stress-Cortisol-Speichel-Werte entnehmen. Das Therapiepferd mit den PME-Übungen scheint bei den 3 Reiterinnen eine Reduktion der Cortisolwerte zu Folge zu haben. Bei der 3. Intervention hatten die Reiterinnen, die bisher PME hatten (die Probanden 1–3) einen Reitunterricht zu absolvieren. Die Stressreduktion lag jetzt bei -26 % bis -55 % (vorherige Interventionen 1-2: -40 % bis -98 %). Da die Interventionsgruppe sehr klein ist, sollte hier generell ggf. nur das individuelle Stressreduktionsprofil bei den unterschiedlichen Reiterinnen angeschaut werden. Festgehalten werden kann aber, dass der Umgang mit dem Pferd zu einer Reduktion der Cortisol-Speichel-Werte führt.

9.4.3 Ergebnisse Reiterinnen – Kontrollgruppe Schweiz

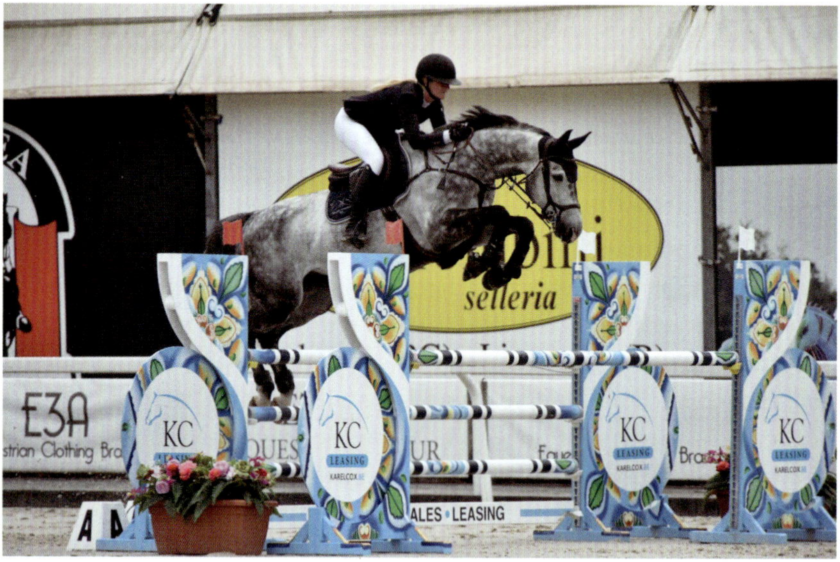

Abb. 31: (a) und (b): Schweizer Springreiterinnen aus der Kontrollgruppe beim Springturnier. Pro Horse Kühnis GmbH

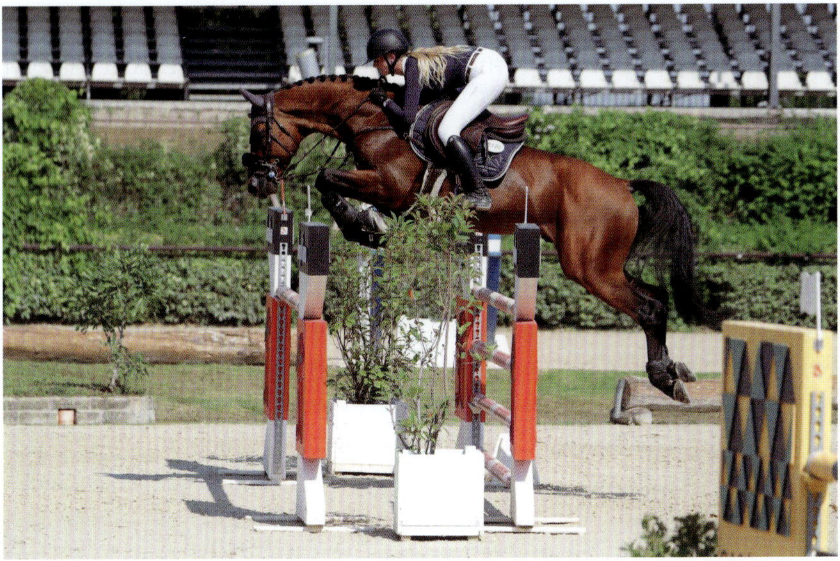

Tabelle 27: Ergebnisse Cortisol Speichel der Schweizer Springreiterinnen

Kontrollgruppe Springreiter Schweiz Turnier					
Teilnehmer Nr.	**1. Probe**	**2. Probe**	**T1**	**T2**	**Δ**
1	6:10	18:40	4.80	3.47	-28%
2	5:15	13:00	5.86	0.14	-98%
3	5:50	12:50	15.80	7.41	-53%
4	5:35	13:00	12.60	12.20	-3%
5	7:00	17:40	11.30	9.36	-17%
6	6:40	17:40	11.40	1.47	-87%
9	7:00	14:00	5.48	2.33	-57%
10	4:21	14:57	2.97	1.89	-36%
11	6:30	15:30	15.40	9.70	-37%
SD					31.1%
Mittelwert					-46%

Tabelle 27 zeigt Ergebnisse Cortisol der Kontrollgruppe der Springreiterinnen aus der Schweiz bei dem Einsatz im Springturnier: Alle Cortisol Werte sind in pg/ml.

Die Werte der Kontrollgruppe aus der Schweiz wurde gemessen bei den Trainingssituationen: Turnier, Freizeit und Springunterricht (Abb. 31 (a), (b)).

Die Reduktion der Cortisol Messungen beim Turnier lag generell zwischen -3 % und -98 %. Da die Reiterinnen zu unterschiedlichen Zeiten beim Turnier starteten, ist hier der individuelle zweite Wert der Probandinnen angegeben, da Cortisol einem circadianen Rhythmus unterliegt. Überraschend ist, dass entgegen der Annahme, dass für die Reiterinnen ein Turnier ggf. „Stress" machen könnte, 7 von 11 Reiterinnen eine Stressreduktion von mehr als -20 % aufwiesen, bei 4 von 11 Reiterinnen sogar einen Cortisol-Wert von mehr als -50 %. Auch hier ist eine hohe individuelle Cortisol-Messung zu beobachten, was zu dem etablierten Einsatz der Cortisol-Stress-Labor Tests und der anschließenden gängigen Praxis einer individuellen Analyse passt.

Tabelle 28: Ergebnisse Kontrollgruppe Cortisol Speichel in der Springstunde

Kontrollgruppe Springreiter Schweiz Springstunde					
Teilnehmer Nr.	**1. Probe**	**2. Probe**	**T1**	**T2**	**Δ**
1	13:00	14:00	6.86	4.39	-36%
2	7:30	18:30	6.83	6.04	-12%
3	6:00	18:30	9.87	8.02	-19%
4	8:00	18:30	14.80	14.70	-1%
5	7:00	19:00	2.98	2.65	-11%
SD					13.0%
Mittelwert					-16%

Tabelle 28 zeigt die Ergebnisse von Cortisol-Speichel-Messungen der Kontrollgruppe aus der Schweiz in der Springstunde: Alle Cortisol Werte sind in pg/ml. Die Cortisol-Werte bei der Springstunde bei den 5 Reiterinnen liegen zwischen -1 % und -36 %. Dieses Ergebnis könnte prospektiv für einen individuellen Trainingsplan der Reiterinnen sinnvoll sein.

Tabelle 29: Kontrollgruppe Cortisol Messungen beim Freizeitreiten

Kontrollgruppe Springreiter Schweiz Freizeitreiten					
Teilnehmer Nr.	**1. Probe**	**2. Probe**	**T1**	T2	Δ
1	7:00	11:30	15.50	12.80	-17%
2	7:00	13:00	9.94	8.69	-13%
3	9:00	17:00	6.40	4.43	-31%
4	7:30	17:00	13.20	5.29	-60%
SD					21.3%
Mittelwert					-30%

Tabelle 29 zeigt die Ergebnisse der Kontrollgruppe aus der Schweiz bei Freizeitreiten alle Cortisol Werte sind in pg/ml. Freizeitreiten (Ausreiten) bei den 4 teilnehmenden Schweizer Spring-Reiterinnen scheint demgegenüber weniger „stressig" zu sein, als die Springstunde.

Vergleicht man diesen Wert jedoch mit der ersten Intervention der Freizeitreiterinnen in Deutschland scheinen diese sich mit Ihrem Pferd deutlich beim Ausreiten mehr entspannen zu können. Alle teilnehmenden Reiterinnen profitieren von dem Umgang mit dem Pferd.

9.4.4 HRV Messungen

Die HRV ist die Abweichung der Zeit zwischen aufeinander folgenden Herzschlägen. Der HRV Wert spiegelt das Verhältnis von Sympathikus und Parasympathikus. Eine hohe Herzfrequenzvariabilität bedeutet daher, dass der Körper auf beide Einflussgrößen gleichermaßen hört – den Sympathikus und den Parasympathikus. Ein niedriger HRV Wert signalisiert, dass ein Zweig des autonomen Nervensystems dominiert. In den meisten Fällen handelt es sich dabei um den aktivierenden Sympathikus (Hottenrott 2011).

In unserer Pilotstudie wurde zeitgleich beim Pferd und bei der Reiterin während der Intervention die HRV aufgezeichnet (Firma Polar, Finnland). Die Auswertung erfolgte mit der validierten Kubios Software Standard 3.5.0 der Firma Polar. Tabelle 30 zeigt die Standardwerte der HRV nach Alter.

Tabelle 30: HRV Standardwerte nach Alter

Alter	HRV Standardwerte
20 bis 25 Jahre	HRV 55 bis 105
30 bis 40 Jahre	HRV 38 bis 80
50 bis 55 Jahre	HRV 30 bis 55
60 bis 65 Jahre	HRV 25 bis 45

9.4.4.1 Auswertung 1. Intervention – Deutschland

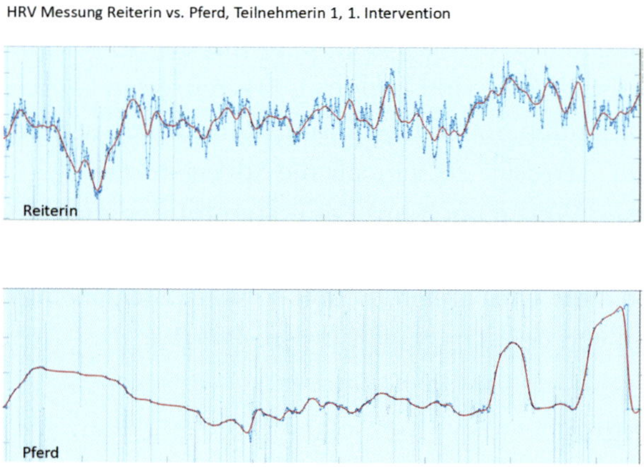

Variable	Messwert	Einheit
Mean RR*	866.13	ms
SDNN	33.312	ms
Mean HR*	69.273	beats/min
STD HR	2.7355	beats/min
Min HR	58.526	beats/min
Max HR	103.72	beats/min
RMSSD	16.809	ms
NNxx	15	
pNNxx	0.95541	%
HRV triangular index	8.7278	
TINN	185	ms
Stress Index	11.52	

Variable	Messwert	Einheit
Mean RR*	1655.7	ms
SDNN	68.451	ms
Mean HR*	36.238	beats/min
STD HR	1.5992	beats/min
Min HR	16.277	beats/min
Max HR	168.51	beats/min
RMSSD	76.339	ms
NNxx	61	
pNNxx	16.310	%
HRV triangular index	4.5181	
TINN	589.00	ms
Stress Index	4.0034	

Abb. 32: HRV Messung erste Intervention

Abbildung 32 zeigt eine beispielhafte Aufzeichnung bei der ersten Intervention. Der Stress Index ist hoch bei der Reiterin max. 11,52 bei HRV gegenüber dem Therapie Pferd von max. 4,0.

Deutlich ist zu sehen, dass Pferd und Reiterin sich aufeinander abstimmen und bei der Anspannung und Entspannung direkt synchronisieren. Vor allem am Ende der Intervention, also am Ende der Aufzeichnung, wenn alle vier Muskelgruppen angespannt (Gesicht, Bein, Schulter/Nackenmuskulatur) und entspannt werden (Abbildung 31).

Die Werte des Stress Index reichen von 1 bis 150. Ein höherer Wert bedeutet mehr Aktivität der mit dem Sympatikus verbundenen Regelungen.

9.4.4.2 Auswertung 2. Intervention nach 3 Monaten Deutschland

HRV Messung Reiterin vs. Pferd, Teilnehmerin 1, 2. Intervention

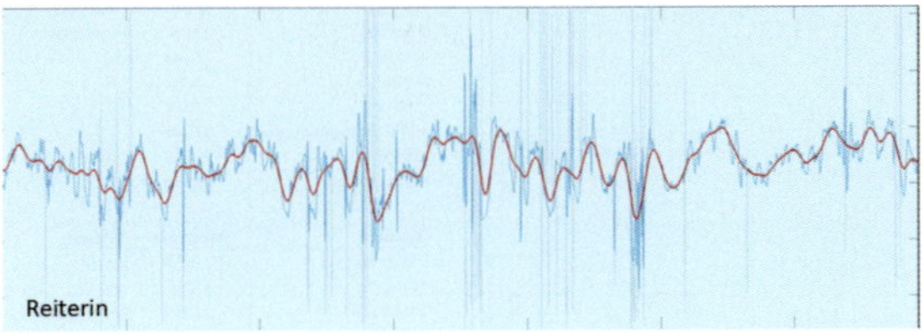

Variable	Messwert	Einheit
Mean RR*	865.84	ms
SDNN	33.377	ms
Mean HR*	69.297	beats/min
STD HR	2.7430	beats/min
Min HR	58.526	beats/min
Max HR	103.72	beats/min
RMSSD	16.819	ms
NNxx	15	
pNNxx	0.96216	%
HRV triangular index	8.7640	
TINN	185	ms
Stress Index	11.571	

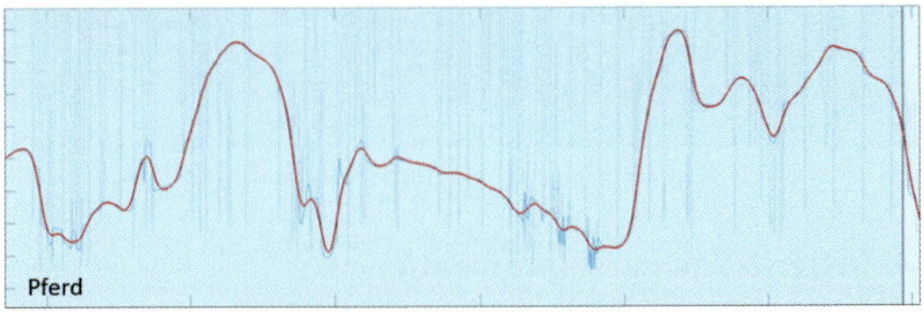

Variable	Messwert	Einheit
Mean RR*	1772.3	ms
SDNN	147.07	ms
Mean HR*	33.855	beats/min
STD HR	3.1095	beats/min
Min HR	15.363	beats/min
Max HR	200.34	beats/min
RMSSD	126.77	ms
NNxx	424	
pNNxx	57.766	%
HRV triangular index	19.965	
TINN	1018	ms
Stress Index	2.2917	

Abb. 33: HRV Messung 2.Intervention nach 3 Monaten

Abbildung 33 zeigt die HRV Messung nach 3 Monaten. Stressindex Reiterin 11,5, Pferd 2.2. Erneut kann die Synchronisation bei den Übungen von Reiterin und Pferd beobachtet werden. Bei diesem Termin könnte man sogar eine „Lernkurve“ von Reiterin und Pferd dokumentieren, da schon am Anfang der Entspannungsübungen Reiterin und Pferd sich gegenseitig entspannen.

HRV Messung Reiterin vs. Pferd, Teilnehmerin 2, 2. Intervention

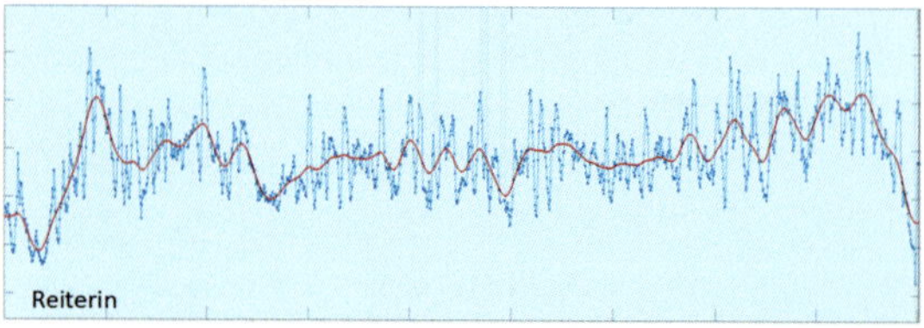

Variable	Messwert	Einheit
Mean RR*	675.12	ms
SDNN	49.087	ms
Mean HR*	88.873	beats/min
STD HR	6.5220	beats/min
Min HR	66.726	beats/min
Max HR	129.87	beats/min
RMSSD	28.644	ms
NNxx	105	
pNNxx	7.9606	%
HRV triangular index	14.348	
TINN	245.00	ms
Stress Index	10.125	

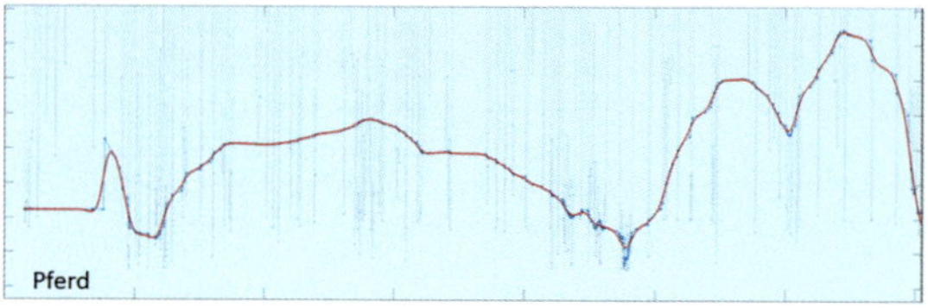

Variable	Messwert	Einheit
Mean RR*	1765.8	ms
SDNN	147.07	ms
Mean HR*	33.979	beats/min
STD HR	3.1326	beats/min
Min HR	15.363	beats/min
Max HR	200.34	beats/min
RMSSD	127.27	ms
NNxx	217	
pNNxx	58.021	%
HRV triangular index	19.737	
TINN	1018	ms
Stress Index	2.3444	

Abb. 34: Reiterin 2 in der 2.Intervention

Abbildung 34 zeigt die Reiterin 2 in der 2. Intervention nach 3 Monaten. Reiterin 2 hat bei der 2. Intervention einen Stress Index von 10.12. Pferd bei 2,3. Vor allem in der Mitte der Aufzeichnung sind Reiterin und Pferd relativ synchron.

HRV Messung Reiterin vs. Pferd , Teilnehmerin 3, 2. Intervention

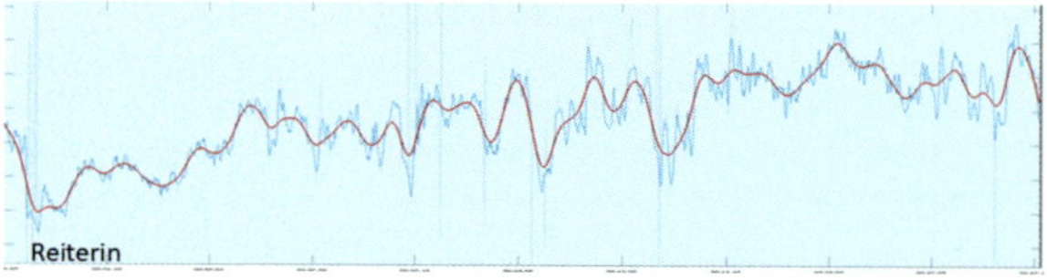

Variable	Messwert	Einheit
Mean RR*	732.97	ms
SDNN	19.049	ms
Mean HR*	81.859	beats/min
STD HR	2.1400	beats/min
Min HR	68.950	beats/min
Max HR	105.08	beats/min
RMSSD	10.241	ms
NNxx	1	
pNNxx	0.073153	%
HRV triangular index	5.2015	
TINN	95	ms
Stress Index	20.213	

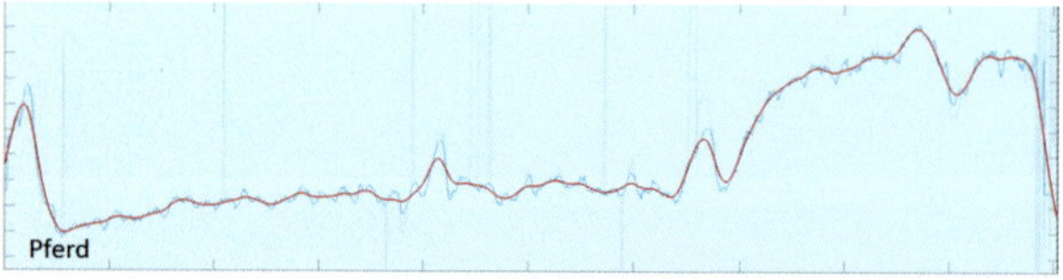

Variable	Messwert	Einheit
Mean RR*	1055.2	ms
SDNN	27.527	ms
Mean HR*	56.860	beats/min
STD HR	1.4873	beats/min
Min HR	37.263	beats/min
Max HR	76.605	beats/min
RMSSD	23.222	ms
NNxx	11	
pNNxx	1.1815	%
HRV triangular index	6.4276	
TINN	327	ms
Stress Index	8.5651	

Abb. 35: HRV Messung Reiterin 3

Abbildung 35 zeigt die Aufzeichnung von Reiterin 3 bei der 2. Intervention. Stressindex Reiterin relativ hoch mit 20,2. Zum Vergleich Triathlet hat beim Ausdauersport einen Stresslevel zwischen 76–100 (hoher Stresslevel) und Erholung 0–25. Der Stress des Pferdes der Reiterin liegt bei 8,5. Eine mögliche Erklärung könnte sein, dass dieses eigene Pferd in die Übungen der progressiven Muskelentspannung noch eingelernt wird. Zur Einordnung der Schwankungen für den Bereich Leistungssport: Schwankungen bei allen hier gemessen Werten sind im unteren Bereich einer Belastung via HRV Messung im Leistungssport.

9.4.4.3 Auswertung 3. Intervention nach 6 Monaten Deutschland

HRV Messung Reiterin vs. Pferd , Teilnehmerin 1, 3. Intervention

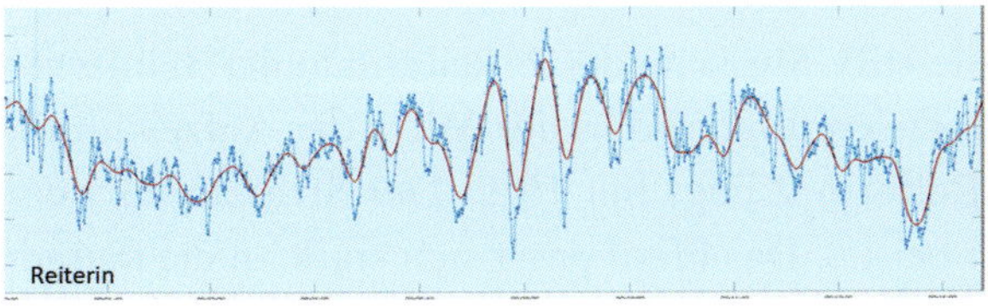

Variable	Messwert	Einheit
Mean RR*	774.89	ms
SDNN	20.612	ms
Mean HR*	77.430	beats/min
STD HR	2.0864	beats/min
Min HR	67.069	beats/min
Max HR	89.928	beats/min
RMSSD	11.464	ms
NNxx	0	
pNNxx	0	%
HRV triangular index	6.3632	
TINN	109.00	ms
Stress Index	19.210	

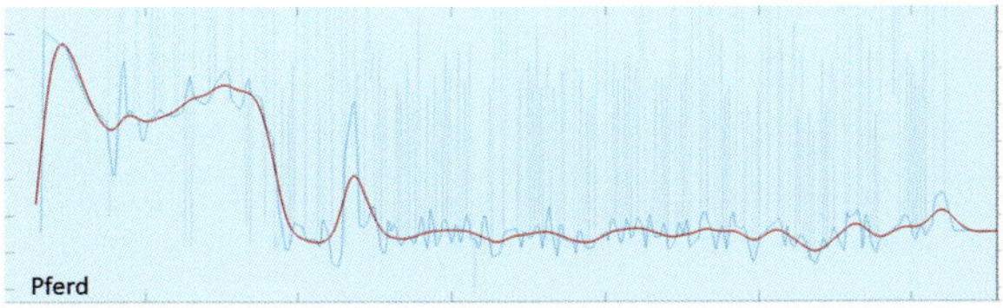

Variable	Messwert	Einheit
Mean RR*	1019.1	ms
SDNN	86.391	ms
Mean HR*	58.876	beats/min
STD HR	5.5237	beats/min
Min HR	33.151	beats/min
Max HR	80.941	beats/min
RMSSD	84.987	ms
NNxx	112	
pNNxx	30.189	%
HRV triangular index	17.714	
TINN	661	ms
Stress Index	3.8880	

Abb. 36: HRV Messung Reiterin 1, 3. Intervention

Abbildung36 zeigt die HRV Aufzeichnung von Reiterin 1 bei der 3. Intervention. Stressindex liegt bei der Reiterin 1 bei 19,2. Der Stressindex beim Therapiepferd Pferd bei 3,8. Interessant bei dieser 3. Intervention ist, dass alle Reiterinnen das erste Mal die PME auf dem Pferd machen. Vorher nur „Trockenübungen". Von Anfang an können Reiterin und eingearbeitetes Pferd sich synchronisieren.

HRV Messung Reiterin vs. Pferd , Teilnehmerin 2, 3. Intervention

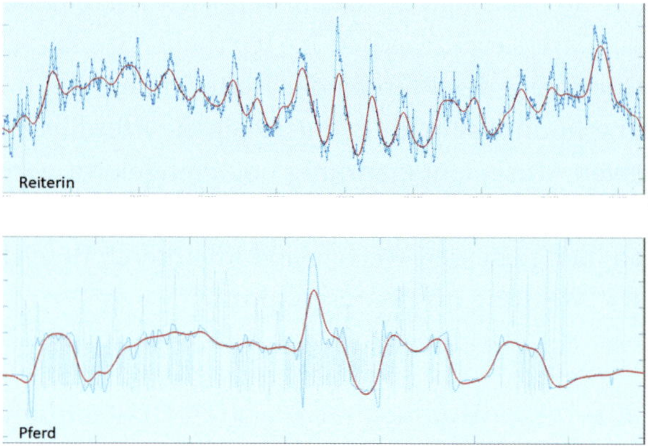

Variable	Messwert	Einheit
Mean RR*	734.58	ms
SDNN	26.737	ms
Mean HR*	81.679	beats/min
STD HR	3.1364	beats/min
Min HR	68.012	beats/min
Max HR	107.10	beats/min
RMSSD	27.186	ms
NNxx	28	
pNNxx	2.0483	%
HRV triangular index	5.4720	
TINN	298.00	ms
Stress Index	10.374	

Variable	Messwert	Einheit
Mean RR*	1563.4	ms
SDNN	202.60	ms
Mean HR*	38.379	beats/min
STD HR	17.033	beats/min
Min HR	17.560	beats/min
Max HR	95.163	beats/min
RMSSD	129.35	ms
NNxx	198	
pNNxx	45.622	%
HRV triangular index	19.773	
TINN	1458.0	ms
Stress Index	1.8091	

Abb. 37: HRV Messung 3. Intervention mit Reiterin 2

Abbildung 37 zeigt die HRV Messung der 2. Reiterin in der 3. Intervention am Anfang der Aufzeichnung und in der Mitte der Aufzeichnung. Der Stressindex der Reiterin 2 liegt bei 10,3. Der Stressindex beim Therapiepferd liegt nur bei 1,8. Das Pferd passt sich stark an die Reiterin 2 an.

HRV Messung Reiterin vs. Pferd, Teilnehmerin 3, 3. Intervention

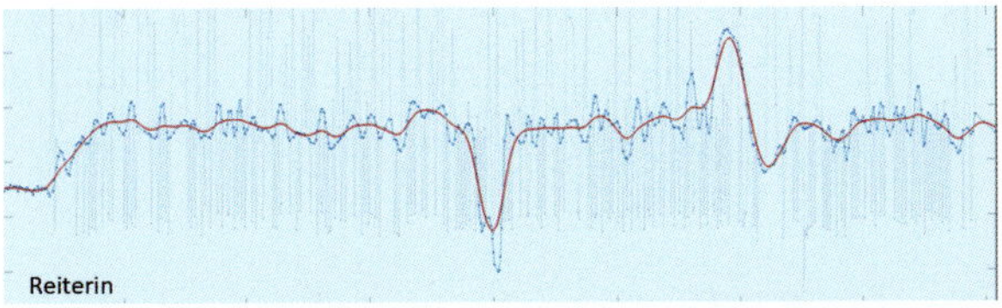

Variable	Messwert	Einheit
Mean RR*	1759.9	ms
SDNN	132.87	ms
Mean HR*	34.092	beats/min
STD HR	1326	beats/min
Min HR	55	beats/min
Max HR	123	beats/min
RMSSD	87.293	ms
NNxx	238	
pNNxx	48.081	%
HRV triangular index	21.595	
TINN	1111.0	ms
Stress Index	1.8935	

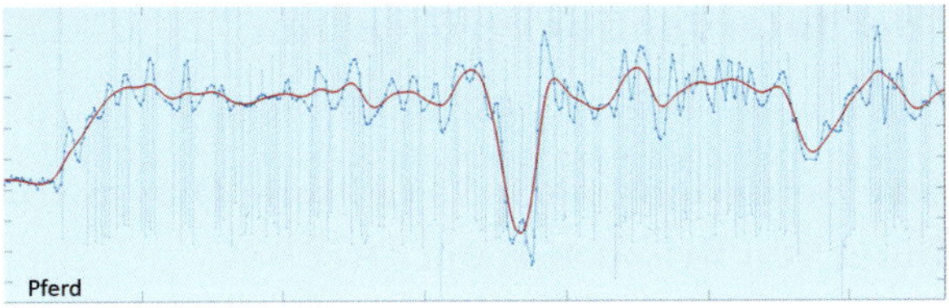

Variable	Messwert	Einheit
Mean RR*	1669.8	ms
SDNN	137.88	ms
Mean HR*	35.932	beats/min
STD HR	3.6113	beats/min
Min HR	29.795	beats/min
Max HR	95.893	beats/min
RMSSD	98.304	ms
NNxx	124	
pNNxx	44.604	%
HRV triangular index	17.438	
TINN	962	ms
Stress Index	2.1133	

Abb. 38: HRV Messung 3. Intervention mit Reiterin 2

Abbildung 38 zeigt bei der HRV Messung, dass der Stressindex gering ist bei der Reiterin mit max. 1,8 bei HRV gegenüber dem Therapiepferd von max. 2,1.

Beim Pferd fällt auf, dass Anspannung und Entspannung sich über die Dauer der Intervention mit PME mit der Reiterin synchronisiert. Die Reiterin ist sehr routiniert und in PME erfahren. Therapiepferd und Reiterin sind durchgehend aufeinander eingespielt.

Fazit: Die Pferde synchronisierten sich deutlich mit ihren Reiterinnen, sowohl in der Anspannung als auch in der Entspannung.

Keines der Pferde zeigte signifikante Anzeichen von Stress, weder in der HRV noch im Verhalten. Die Interventionspferde synchronisierten sich deutlich mit ihren Reiterinnen, sowohl in der Anspannung als auch in der Entspannung. Keines der Pferde zeigte signifikante Anzeichen von Stress in der HRV Messung oder im Verhalten. Alle waren am Ende der Therapieeinheiten entspannt, die HRV Werte waren gegenüber den Ausgangswerten erniedrigt. Während der Anspannungsphasen verkürzten die Pferde die Schrittlänge, der Kopf war leicht angehoben und die Ohren nach hinten gedreht, in den Entspannungsphasen und ganz besonders zum Ende der Einheiten ließen sie den Hals fallen, die Ohren wurden locker gehalten oder bewegt und sie schnaubten entspannt. Gähnen, Lecken und Abkauen konnte bei allen eingesetzten Pferden beobachtet werden.

9.4.5 Ergebnisse aus der Kiefergelenkssprechstunde bei Reiterinnen der Interventionsgruppe mit Bruxismus/CMD

9.4.5.1 Standardisierte Befundung nach S3 Leitlinie Diagnostik und Behandlung von Bruxismus der DGZMK

Alle sieben am Pilotprojekt teilnehmenden Reiterinnen hatten die Diagnose Bruxismus (BSI-Bruxismus Screening Index DGFDT).

Alle Reiterinnen (Alter 30–64) hatten Schlafbruxismus. Vier Reiterinnen zusätzlich Wachbruxismus. Alle Reiterinnen hatten Frühkontakte auf dem Zahnersatz oder den eigenen Zähnen. Alle Reiterinnen mit Schlifffacetten und Wangenimpressionen. Alle Reiterinnen hatten eine Masseterhypertrophie. Alle beobachteten Reiterinnen der Interventionsgruppe litten zusätzlich unter Schläfenkopfschmerz. Vier Reiterinnen bekamen eine Michiganschiene. Drei Reiterinnen bekamen eine weichbleibende Knirscherschiene.

9.4.5.2 Bruxismus unwahrscheinlich – möglich – wahrscheinlich: CMD-Basisdiagnostik (DGFDT) Interventionsgruppe

Alle Reiterinnen der Interventionsgruppe hatten die Diagnose Bruxismus. Zwei von sieben Reiterinnen hatten im MRT-Dental eine gesicherte anteriore Diskusverlagerung mit Reposition – nach CMD-Screening erweiterte Diagnostik (DGFDT). Die Auswertung der dynamischen KG-Aufnahmen erfolgte am Universitätsklinikum in der medizinischen Radiologie. Die Entwicklung der Spule für die dynamischen MRT-Kiefergelenksaufnahmen stammt aus eigenen Forschungsarbeiten (Abb.35 a b) (Wundrak et al. 2016, Wundrak et al. 2016).

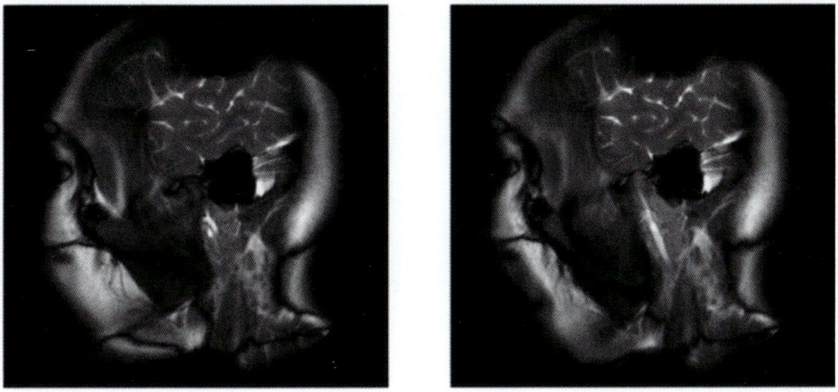

Abb. 39: a,b: zeigt den MRT Befund einer Reiterin mit anteriorer Diskusverlagerung ohne Reposition. Die Befundung wurde durch die Medizinische Radiologie Universität Ulm durchgeführt.

9.4.5.3 Ergebnisse Belastungsfaktoren (DAAS) der deutschen Gesellschaft für Funktionsdiagnostik und -therapie (DGFDT)

Der validierte Fragebogen (DAAS) befragt nach dem Befinden in der letzten Woche. Gefragt wir u. a. nach körperlichen Reaktionen auf Stress oder Angst (Zittern an den Händen, Atemnot, Herzschlag erhöht etc.). Die Auswertung ergab: Eine Reiterin litt unter Depressiver Störung. Vier Reiterinnen hatten nach Auswertung die Diagnose Angststörung. Fünf Reiterinnen hatten die Diagnose „Erhöhter Stress". Das bedeutet, dass keine der Reiterinnen ohne psychische Belastungsfaktoren war.

Dieser Befundbogen änderte sich nicht über die Beobachtungsdauer von 6 Monaten. Bei der Nachuntersuchung nach 6 Monaten konnte keine Veränderung beim validierten DASS beobachtet werden.

Tabelle 31: Fragebogen Belastungsfaktor (DASS) Deutsche Gesellschaft für Funktionsdiagnostik und -therapie (DGFDT)

Depressive Störung	Angst Störung	Erhöhter Stress
1	2	4
17 %	33 %	67 %

Tabelle 31 zeigt die Auswertung des Fragebogens Belastungsfaktor (DASS) der Interventionsgruppe in Deutschland. Keine der Reiterinnen war ohne psychische Belastung. Nach 6 Monaten änderte sich dieser Befund bei keiner Reiterin.

9.5 Diskussion

9.5.1 Bisheriges Therapiekonzept Bruxismus/CMD

Bei Patienten mit chronischen und langen, therapieresistenten Verläufen sollte zum Zeitpunkt der Erstmanifestation der Beschwerden bzw. Exazerbation das Vorliegen einer psychischen Komorbidität (z. B. Depression, somatoforme Schmerzstörung, Persönlichkeitsstörung) bzw. einer akuten oder chronischen psychosozialen Belastungssituation abgeklärt werden (Wahlund 2015, DGZMK 2019).

Ein breites Spektrum an psychotherapeutischen Maßnahmen (psychodynamische oder Verhaltenstherapie, Biofeedback, progressive Muskelrelaxation, Yoga, autogenes Training u. ä.), die diagnosespezifisch indiziert sind, sollte in der Kooperation mit einem Facharzt für psychosomatische Medizin und Psychotherapie bzw. Psychiatrie und Psychotherapie oder einem einschlägig erfahrenen Psychologen vermittelt werden können. Auch andere Therapieverfahren, wie Akupunktur oder Akupressur oder die transkutane elektrische Nervenstimulation (TENS), können ggf. herangezogen werden, um Erfolge in der Normalisierung der Muskelfunktion bzw. der Reduktion myogen verursachter Schmerzen zu erreichen (DGZMK 2019).

Unsere Forschungen konnten eine geschlechterabhängige Häufigkeit und geschlechtsspezifische Begleiterkrankungen bei Frauen belegen (Geibel 2021).

Auch unsere Pilotstudie konnte ein erhöhtes Vorliegen von psychischen Belastungsfaktoren zeigen. Keine der Reiterinnen in der Interventionsgruppe war ohne Befund nach Auswertung des validierten Bogens (DAAS) der DGFDT (DGZMK 2019).

9.5.1.1 Begleitende medizinische Maßnahmen im Rahmen der multidisziplinären Therapie bei dem Bruxismus/CMD

Parafunktionen und Fehlhaltungen sind dem Patienten bewusst zu machen, z. B. durch Aufklärung und Anleitung zur Selbstbeobachtung. Der Verdacht auf psychoreaktive („stressbedingte“) Teilursachen einer chronischen Funktions- bzw. Schmerzstörung sollte mit dem Patienten besprochen werden (DGZMK 2019). Alle Patientinnen in unsere Studie, die in der Interventionsgruppe waren, erhielten eine standardisierte Aufklärung über die Genese von Bruxismus und eine DVD als häusliches Übungsprogramm, um eine Fortführung der Therapie über die einzelnen Behandlungstermine hinaus Entspannungsübungen durch Progressive Muskelentspannung (PME) durchzuführen.

Erforscht zur Behandlung sind Massagen und andere physiotherapeutische Maßnahmen (z. B. Manualtherapie) mit Wirkung auf die Muskulatur sowie die Kiefergelenke, einschließlich osteopathischer Techniken und isometrischer Spannungs- und isotonischer Bewegungsübungen. In Form eines häuslichen Übungsprogramms ermöglichen diese Übungen die Fortführung der Therapie über die einzelnen Behandlungstermine hinaus (DGZMK 2019). In unserer Pilotstudie konnten wir keine Verbesserung beim Krankheitsbild „Bruxismus“ über den Beobachtungszeitraum von 6 Monaten feststellen. Der Beobachtungszeitraum wurde daher auf ein Jahr nach Pilotstudie verlängert im Rahmen einer geplanten Folgestudie. Beobachtet werden konnte aber eine Stressreduktion der Probandinnen beim Umgang mit den Pferden.

Da physikalisch-medizinische Maßnahmen in der Regel symptomatisch wirken und damit auch der raschen Schmerzbeseitigung dienen, sollte ihr Einsatz besonders in der Initialtherapie, aber auch bei chronifizierten Verläufen in Erwägung gezogen werden. Voraussetzungen hierfür sind eine genaue Indikationsstellung, eine sachgerechte Instruktion und eine sorgfältige Durchführung am Patienten sowie die inhaltliche Abstimmung mit dem behandelnden Zahnarzt (DGZMK 2019).

Unsere Studienergebnisse aus der Pilotstudie (Geibel 2025) sind die Basis für bereits geplante Folgestudien in Österreich und der Schweiz mit einem präventiven Ansatz für Reiterinnen und Reiter, die an Bruxismus/CMD leiden. Der Zeitraum der Nachbeobachtung sollte dann deutlich verlängert werden auf mindestens 1 Jahr.

9.5.2 HRV und Cortisol Messungen

Das Cortisol unterliegt einer Tagesrhythmik. Unmittelbar vor dem Erwachen steigt die Cortisolkonzentration im Speichel an, um etwa 30 Minuten nach dem Erwachen ihren Höhepunkt zu erreichen. Dieser Anstieg um idealerweise mindestens 60 % wird als Cortisol-Aufwachreaktion (bzw. Cortisol Awakening Response, CAR) bezeichnet und zeigt die Regenerationsfähigkeit der Hypophysen-Hypothalamus-Nebennierenrinden (HHN)-Achse. Eine Stunde nach dem Erwachen ist die Cortisolkonzentration bereits wieder stark gesunken, um über den restlichen Tag weiter abzusinken.

Stressbelastungen können anhand von Laborparametern untersucht werden, um Ursachen und Therapiemöglichkeiten zu ergründen. Gerade bei psychischen Erkrankungen ist es zudem nicht allein die physiologische Stressantwort, die den Erkrankungsprozess fördert, sondern (häufig bedingt durch chronische Aktivierung) eine Fehlregulation des neuroendokrinen Systems. Die Cortisol-Speichelparameter werden seit Jahren erfolgreich dafür verwendet (Sundeep et al. 2014, Strahler et al. 2017, Helhammer et al. 2009). In Untersuchungen von Pilger et al. aus 2018 wird der traditionelle Ansatz der Speichelprobenentnahme hinterfragt und empfohlen, die Anzahl der Speichelproben zu reduzieren und trotzdem sichere Ergebnisse zu erhalten zur Stressforschung (Pilger et al. 2018).

Die Herzratenvariabilität HRV Messung liegt auch in der Stressforschung als Alternative zur langjährig etablierten Cortisol-Speichelmessung im Trend. Der Vorteil der HRV-Messung liegt nach unseren Forschungsergebnissen in der direkten Verfügbarkeit während der Interventionen. Der zeitliche Verzug durch die Auswertung im Labor nach mehreren Tagen fällt weg. Der direkte Vergleich HRV Messung mit Cortisol Messung scheint nach unserer Pilotstudie vielversprechend zu sein.

Im Sport, insbesondere im Leistungssport, wird durchgängig die HRV-Messung eingesetzt, um die Fitness des autonomen Nervensystems zu messen. Sie zählt zu den besten objektiven Messwerten hinsichtlich Regeneration und damit Belastbarkeit und Leistungsbereitschaft des Körpers. Je größer die Varianz der Herzfrequenz, desto höher die Bereitschaft des Körpers zum Erbringen einer hohen Leistung (Hottenrott 2011).

Die in der Stressforschung gängige Messung über Cortisol-Speichel wurde in unserer Pilot-Studie bei der Interventionsgruppe in Deutschland mit der HRV-Messung zusätzlich bei den Reiterinnen und dem Pferd zeitgleich mit der HRV-Messung durchgeführt. Auffallend war dabei die beobachtete Synchronisation von Reiterin und Pferd innerhalb von 15 Minuten während der progressiven Muskelentspannung unter Anleitung durch die Trainerin für PME. Wir konnten mit unserer Pilotstudie belegen, dass die HRV-Messung sich auch zur Beobachtung einer Stressreduktion eignet. Wir würden uns hier jedoch noch weitere Untersuchungen mit mehr Probanden wünschen, die beide Parameter auswerten und auch die Cortisol-Speichel-Werte beim Pferd mit in die Studie aufnehmen.

In diesem Zusammenhang war es ein überraschendes Ergebnis, dass die mit dem Cortisol-Speichel gemessene Stressreduktion des Menschen beim Umgang mit dem Pferd deutlich höher ist als beim Hund (maximal -98 Pferd/Hund maximal -20). Dies eröffnet künftigen Forschungsarbeiten eine sinnvolle Basis (Gussgard et al. 2019, Gussgard et al. 2023).

9.5.3 Tierschutzaspekte

In der Literatur ist mehrfach belegt, dass therapeutisches Reiten keine (McKinney 2015) oder nur geringe negative Einflüsse (Kaiser 2006) auf die eingesetzten Pferde hat. Von einer gewissen Belastung der Therapiepferde wird lediglich bei der Arbeit mit sozial auffälligen Kindern berichtet (Kaiser 2006). Von verschiedenen Autoren wurde eine stärkere Belastung der Pferde durch die Einwirkung erfahrener Reiter als durch Hippotherapie beobachtet (Kaiser 2006, Johnson 2017). Diesen Effekt konnten wir nicht bestätigen.

Mehrfach wurde festgestellt, dass sich nicht nur die Patientinnen, sondern auch die Pferde während der Therapieeinheiten entspannten (Malinowski 2018, Ayala 2021), dies entspricht unseren Ergebnissen. Sowohl die Patientinnen als auch die Pferde waren zum Ende der therapeutischen Einheiten sichtbar entspannt. Wir konnten aber auch zeigen, dass Pferde ihre Reiterinnen nicht nur in der Ent-, sondern auch in der Anspannung spiegeln, d. h. die Gefahr einer Stressbelastung ist grundsätzlich gegeben.

„Hippotherapie" ist kein exakt definierter Begriff. Der Einsatz von Therapiepferden reicht von psychischen Erkrankungen wie PTS (Kriegsveteranen), über physische Leiden bis zum sozialen Einsatz, im Rahmen von sozialen Störungen oder eher zum allgemeinen „Wohlbefinden". Grundsätzlich kann jede Art von Einsatz für die Pferde belastend sein, da die Belastbarkeit und die Bereitschafft zur Entspannung von den Haltungsbedingungen, dem Training, dem Verhalten der Probanden und der Qualität der durchführenden Personen abhängt. Ebenso wenig wie „Hippotherapie" ist „Hippotherapeut" ein geschützter Begriff, die Ausbildungslevel der Trainer/Betreuer variieren stark (Seery 2024).

Es gibt jedoch bis dato keine allgemein gültigen Richtlinien zum Tierwohl in der Tiergestützten Therapie (Brelsford 2020), auch wenn es bereits Ansätze dazu gibt (Serpell 2010, TVT 2012, Fine 2019, Brelsford 2020, IAHAIO 2021). Eine Verbesserung der Datenlage und die Erarbeitung allgemeiner Richtlinien wäre deshalb wünschenswert.

9.5.4 PME bei Bruxismus und CMD Patientinnen mit Reittherapie

Zahnärztlich begleitet durch Aufbisse oder auch Schienentherapie empfiehlt sich nach unseren Ergebnissen die Kombination aus Entspannungstechniken, kombiniert mit der Schrittbewegung des Pferdes als vielversprechend, um zielführende Impulse für mögliche Heilung oder Linderung zu setzen. Das ist zwar kein Ersatz der bisherigen Strategie aus dem interdisziplinären Ansatz aus Zahn- und Humanmedizin, aber eine vielversprechende Ergänzung, vor allem in der Prävention dieses in den vergangenen Jahren deutlich zunehmenden Krankheitsbildes.

9.5.4.1 Progressive Muskelentspannung nach Jacobson in der Reittherapie

Erste Erfahrungen mit der Progressiven Muskelentspannung nach Jacobson wurden nach meiner Recherche im Bereich der aktiven Sportreiter gemacht. Dies sowohl zur Verbesserung der Kommunikation mit dem Pferd und Verbesserung der Durchlässigkeit wie auch als Entspannung vor dem Turniereinsatz bei ReiterIn und Pferd. Beide Partner – ReiterIn und Pferd – scheinen durch gezielte Übungen positiv beeinflusst zu werden (Herz, Hand und Huf 2021).

Im medizinischen Bereich konnte ich dagegen zur Behandlung bei CMD-PatientInnen keine Literatur finden.

Die Methode der progressiven Muskelentspannung wurde erstmals 1929 von Jacobson beschrieben. Er entdeckte in seinen Forschungen Ruhe und Entspannung als allgemeines Heilmittel zur Beseitigung einer Vielzahl (psycho-)somatischen Störungen und als Instrument der Prophylaxe.

Ausgangspunkt ist die Beobachtung, dass sich Spannung und Anstrengung grundsätzlich in einer Verkürzung der Muskelfasern ausdrücken. Im Fall einer Entspannung besteht die völlige Abwesenheit von Nerven- und Muskelimpulsen. Somit ist Entspannung das direkte physiologische Gegenteil von Erregung.

Ziel der Progressionen Relaxation ist die Entspannung der Muskulatur, sodass sich zugleich auch die Aktivierung und Spannung des Nervensystems reduziert und sich ein Zustand der Ruhe einstellt. Es ist ein Insichhineinfühlen und Nachspüren, was die Übungen mit einem machen (Herz, Hand und Huf 2021, Pferde gesund bewegen 2021).

Voraussetzungen:

1. Klient entspannt eine Muskelgruppe progressiv tiefer;
2. Klient lernt, die wichtigsten Muskelgruppen des Körpers zu entspannen;
3. im Verlauf des Trainings generalisiert sich die Entspannung, sodass sich schließlich die Entspannung gewohnheitsmäßig einstellt.

Alle teilnehmenden Reiterinnen wurden von mir in die PME angeleitet. Die Umsetzung war für alle Reiterinnen schnell erlernbar. Keine der Reiterinnen hatte Probleme bei der Anleitung auf dem Pferd die Übungen umzusetzen. Dabei war aus meiner Sicht folgende Aufteilung von Vorteil: Das Pferd unter Aufsicht und Kontrolle mit der Doppellonge durch den FN-Reitlehrer und die Anleitung direkt an der Pferdeschulter durch mich. Mit zunehmender Routine könnte ich mir aber durchaus vorstellen, dass die Reiterinnen selbstständig im Sattel die Übungen durchführen können.

9.5.5 PME auf dem Pferd

Reittherapeuten setzen die PME schon bereits erfolgreich bei Reitern ein. Nachstehend ein Auszug aus der Homepage von „Herz Hand und Huf" aus 2021: „So manches Sitzproblem hat seinen Ursprung in verkrampften Muskeln. Der eine klemmt mit den Beinen, der andere zieht dauerhaft die Schultern hoch und noch ein anderer ist unflexibel in den Fesseln, was wiederum essenziell für einen geschmeidigen Reitersitz ist. Zudem benötigen Reiter zum ‚feinen Reiten' bestimmte Muskelgruppen. Der feine Druck mit dem Schenkel signalisiert dem Pferd ein Vorwärts und je besser z. B. dieser Schenkeldruck dosiert werden kann, desto feiner können wir mit der Zeit reiten."

Der Reiter kann diese Entspannungstechnik und die Feinfühligkeit des Pferdes nutzen, um den Muskeltonus des Pferdes zu senken. Die einzelnen Übungen werden zunächst im Sitzen, Stehen und Liegen erlernt. Die Übenden lernen, den Unterschied zwischen angespannter und entspannter Muskulatur zu fühlen. Sie lernen, gezielt einzelne Muskelgruppen zu entspannen. Nachdem diese Erfahrung gemacht wurde und die Abfolge der Übungen beherrscht wird, geht es auf das Pferd. Um die Sicherheit zu wahren, erfolgen die Übungen auf dem Pferd an der Longe. Um das Pferd besser spüren zu können, ist es sinnvoll, ohne Sattel auf dem Pferd zu sitzen.

Der übende Reiter kann sich auf den Wechsel zwischen An- und Entspannung konzentrieren und sich in das Pferd hineinspüren. Die Übungen werden angesagt und begleitet. Es ist deutlich sichtbar, wie sich mit zunehmender Entspannung des Reiters auch das Pferd entspannt. Der Kopf senkt sich, der Rücken hebt sich, es schnaubt ab und beginnt zu kauen. Der Reiter verschmilzt mit dem Pferd, wird eins. Eine positive Erfahrung für beide, die dann zukünftig genutzt werden kann, um das Pferd z. B. vor einem Turnier zu beruhigen, nach einer anstrengenden Arbeitseinheit zu entspannen oder in einer für das Pferd angsteinflößenden Situation zu begleiten. In jedem Fall dient es der Förderung der Kommunikation zwischen Pferd und Reiter, im besten Fall der Erholung des Pferds und somit der Gesunderhaltung (Tierheilpraktiker Ausgabe 2014).

9.6 Schlussfolgerung

Aufgrund der Komplexität und Mannigfaltigkeit von CMD und Bruxismus wird derzeit ein interdisziplinärer Ansatz empfohlen. Je nach Ausprägungsart und -weise der CMD sind dies u. a. Zahnärzte/-ärztinnen (besonders mit funktionsdiagnostischem Schwerpunkt), Physiotherapeuten/-innen, Psychotherapeuten/-innen, Orthopäden/-innen, Schmerztherapeuten/-innen, Ärzte/Ärztinnen der manuellen Medizin, Hals-Nasen-Ohren-Ärzte/-Ärztinnen und Sprachtherapeuten/innen.

Hierbei muss allen Beteiligten bewusst sein, dass die Therapie in der Regel eine symptomatische ist, die fördernd und unterstützend für die Genesung ist, und meist in erster Linie der Schmerzlinderung dient. Sie ist keine kausale Behandlung, wie es beispielsweise bei der Kariestherapie oder der Wurzelkanalbehandlung der Fall ist. Dies stellt eine zusätzliche

Belastung für den Patienten dar, die sich negativ verstärkend auf die Beschwerden auswirken kann (Geibel et al. 2021).

Die Reittherapie wurde bisher nicht in die Behandlung einer CMD einbezogen. Dabei ist die belegte tiefenentspannende und heilende Wirkung auf den Gesamtorganismus unbestritten und hinreichend belegt. Reiten und die Beziehung zum Pferd hat einen geschlechtersensiblen Aspekt bei der CMD, der durch eigene Studien belegt wird (Geibel et al. 2021). Mehr Mädchen und Frauen fühlen sich zu der intensiven Interaktion mit dem Pferd hingezogen.

Bei den eingesetzten Pferden in dieser Studie kam es lediglich zu kurzzeitigem, niedrigen Stress/Anspannung. Am Ende der Therapieeinheiten waren die Pferde ebenso entspannt wie die Reiterinnen.

9.7 Zusammenfassung

Funktionsstörungen und -erkrankungen des kraniomandibulären Systems gehen mit pathophysiologischen Veränderungen von Muskelgruppen im Hals- und Gesichtsbereich einher.

Bei muskulären Dysfunktionen, auch im Rahmen von psychosomatischen Erkrankungen und chronischem Stress, ist die Hippotherapie in besonders nachhaltiger Weise geeignet, da sie aktiv beim Lösen von Verspannungen hilft. Wir haben in diesem Projekt Hippotherapie mit Progressiver Relaxierender Muskelentspannung kombiniert, um eine synergistische Wirkung zu erzielen. Bei Patientinnen und Pferden wurde vor und nach dem Therapieeinsatz Cortisol und auch Herzratenvariablilität (HRV) gemessen. Vor Beginn bis zum Ende der Therapieeinheiten von ca. 15 Minuten wurde kontinuierlich und synchron die HRV von Patientinnen und Pferden aufgezeichnet. Zusätzlich wurde das Verhalten der Pferde von einem erfahrenen Ausbilder beobachtet und per Video festgehalten. Tatsächlich konnten wir zeigen, dass sich durch die Therapie sehr schnell (5–10 Minuten) eine physische und psychische Entspannung der Patientinnen einstellte. Die Pferde spiegelten diese Entspannung, was sich u. a. in einem Absenken des Halses, freiem Ohrspiel und geringem Stressindex zeigte. Dieser Effekt führte dazu, dass auch die Pferde am

Ende der Therapieeinheit entspannt waren. Die Cortisol-Speichelwerte konnten bei den Reiterinnen um bis zu 98 Prozent gesenkt werden. Diese Pilotstudie gibt Hinweise für eine positive ergänzende Therapieoption für einen präventionsorientierten Ansatz bei der Behandlung von Bruxismus und CMD in der Zahnmedizin.

Als Kontrollgruppe dienten Springreiterinnen in verschiedenen Situationen (Unterricht, Turnier, Ausritt). Von verschiedenen Autoren wurde eine stärkere Belastung der Pferde durch die Einwirkung durch erfahrene Reiter als durch Hippotherapie beobachtet. Diesen Effekt konnten wir nicht bestätigen.

In der Literatur ist vielfach belegt, dass therapeutisches Reiten keinen oder nur geringe negative Einflüsse auf die eingesetzten Pferde hat. Vereinzelt wurde über positive Rückwirkungen auf das Pferd berichtet, was unseren Ergebnissen entspricht. Jedoch wird an verschiedenen Stellen bemängelt, dass keine allgemeingültigen Richtlinien zum Tierwohl in der Tiergestützten Therapie existieren, auch wenn es bereits Ansätze dazu gibt. Weil dies aus unserer Sicht ein entscheidender Aspekt des tiertherapeutischen Einsatzes ist, haben wir das Projekt daher von Anfang an mit einem besonderen Augenmerk auf die Stressbelastung der Pferde tierärztlich begleitet.

9.8 Literaturverzeichnis

1. Ayala MD, Andrea Carrillo, Iniesta P, Ferrer P: Pilot Study of the Influence of Equine Assisted Therapy on Physiological and Behavioral Parameters Related to Welfare of Horses and Patients. Animals; 2021,11,3527 https://doi.org/10.3390/ani11123527
2. Bernhardt O, Imhoff B, Lange M, Ottl P: Bruxismus Ätiologie, Diagnostik und Therapie. wissenschaftliche Mitteilung der Deutschen Gesellschaft für Funktionsdiagnostik und -therapie (DGFDT). Dtsch Zahnarztl Z;2014, 69:46–48
3. Brelsford VL, Dimolareva M, Gee NR, Meints K: Best Practice Standards in Animal Assisted Interventions: How the LEAD Risk Assessment Tool Can Help. Animals; 2020,10, 974. doi:https://doi.org/10.3390/ani10060974
4. Cuccia AM, Caradonna C, Annunziata V, Caradonna D: Osteopathic manual therapy versus conventional conservative therapy in the treatment of temporomandibular disorders: a randomized controlled trial. J Bodyw Mov Ther; 2010,14:179–184
5. de Freitas RF, Ferreira MA, Barbosa GA, Calderon PS: Counselling and selfmanagement therapies for temporomandibular disorders: a systematic review. J Oral Rehabil;2013, 40:864–874

6. Deutsches Kuratorium für Therapeutisches Reiten e.V.: Pferdgestützte Physiotherapie Hippotherapie (DKThR)® 2024 https://www.dkthr.de/therapeutisches-reiten
7. Deutsche Reiterliche Vereinigung (FN), Jahresbericht 2023, https://www.pferd-aktuell.de/deutsche-reiterliche-vereinigung/zahlen--fakten
8. DGZMK: S3-Leitlinie Bruxismus Leitlinienreport; © DGFDT, DGZMK; (Stand Mai 2019)
9. Farspour, Zahnarztpraxis: Entspannung hilft gegen die Angst beim Zahnarzt, 2020, https://www.zahnarzt-farspour.ch/tipps/entspannung-gegen-angst/
10. Fine AH, Beck AM, Zenithson N: The State of Animal-Assisted Interventions: Addressing the Contemporary Issues That Will Shape the Future. Int. J. Environ. Res. Public Health;2019, 16, 3997. https://doi.org/10.3390/ijerph16203997
11. IAHAIO international guidelines on care, training and welfare requirements for equines in equine-assisted services. Version 1 (2021). https://iahaio.org/
12. Geibel M-A: Orale Medizin Band 1: Gender Dentistry. Grundlagen und Konsequenzen für den zahnmedizinischen Alltag; 2021, 203–214, Lehmanns media
13. Geibel M-A: Pferdgestützte Therapie bei der Behandlung der CMD (Craniomandibuläre Dysfunktion) und Bruxismus in der Zahnmedizin. DKThR-ZTR 1 2023
14. Geibel M-A, Kildal D, Geibel A M, Ott S: Hippotherapy in the Treatment of CMD and Bruxism in Dentistry, Animals. 2025, 15, 2587. https://doi.org/10.3390/ani15172587
15. Gussgard, A.M. et al.: Dog-assisted therapy in the dental clinic: Part A–Hazards and assessment of potential risks to the health and safety of humans, Clinical and Experimental Dental Research, 2019a ,5(6), pp. 692–700. Available at: https://doi.org/10.1002/cre2.240
16. Gussgard, A.M. et al.: Dog-assisted therapy in the dental clinic. Part B–Hazards and assessment of potential risks to the health and safety of the dental therapy dog, Clinical and Experimental Dental Research, 2019b 5(6), pp. 701–711. Available at: https://doi.org/10.1002/cre2.239
17. Gussgard, A.M., Carlstedt, K. and Meirik, M: Intraoral clinical examinations of pediatric patients with anticipatory anxiety and situational fear facilitated by therapy dog assistance: A pilot RCT, Clinical and Experimental Dental Research,2023 9(1), pp. 122–133. Available at: https://doi.org/10.1002/cre2.679
18. Götzky Juliane: Tiergestützte Therapie: Die Wirkung von Pferden als Therapieform für die Entwicklung von Kindern und Jugendlichen. 2016 Bachelorarbeit Hochschule Magdeburg-Stendal
19. Haffner-Luntzer, M.; Foertsch, S.; Fischer, V.; Prystaz, K.; Tschaffon, M.; Mödinger, Y.; Bahney, C.S.; Marcucio, R.S.; Miclau, T.; Ignatius, A.; et al. Chronic psychosocial stress compromises the immune response and endochondral ossification during bone fracture healing via β-AR signaling. Proc. Natl. Acad. Sci. USA 2019, 116, 8615–8622. https://doi.org/10.1073/pnas.1819218116
20. Hellhammer DH, Wüst S, Kudielka BM: Salivary cortisol as a biomarker in stress research. Psychoneuroendocrinology; 2009 Feb. 34(2):163-171
21. Herz, Hand und Huf, Harmoniecoaching mit Deinem Pferd: Progressive Muskelentspannung.2021 https://www.herz-hand-huf.de/entspannungstechniken/progressive-muskelentspannung/
22. Hottenrott K, Hoos O, Esperer HD: Herzfrequenzvariabilität: Gesundheitsförderung – Trainingssteuerung – Biofeedback. 2011, Czwalina
23. Hugger A, Lange M, Schindler HJ, Türp JC: Begriffsbestimmungen: Funktionsstörung, Dysfunktion, craniomandibuläre Dysfunktion (CMD), Myoarthropathie des Kausystems (MAP). 2016, DGFT

24. Jacobson, E. Progressive Relaxation: A Physiological and Clinical Investigation of Muscular States and Their Significance in Psychology and Medical Practice, 1st ed.; University of Chicago Press: Chicago, IL, USA, 1938
25. Johnson RA, Johnson PJ, Megarani DV, Patel SD, Yaglom HD, Osterlind S, Grindler K, Vogelweid CM, Parker TM, Pascua CK, Crowder SM: Horses Working in Therapeutic Riding Programs: Cortisol, Adrenocorticotropic Hormone, Glucose, and Behavior Stress Indicators. Int. J. Environ. Res. Public Health; 2019,16, 3997 https://doi.org/10.3390/ijerph16203997
26. Kaiser L, Heleski CR, Siegford J, Smith KA: Stress-related behaviors among horses used in a therapeutic riding program. JAVMA, 2006, Vol 228, No. 1
27. Madsen H: Kieferorthopädie: Allgemeine Entspannungsverfahren (2021) https://www.madsen.de/kiefergelenk/allgemeine-entspannungsverfahren/
28. Malinowski K, Yee C, Tevlin JM, Birks EK, Durando MM, Pournajafi-Nazarloo H, Cavaiola AA, McKeever KH: The Effects of Equine Assisted Therapy on Plasma Cortisol and Oxytocin Concentrations and Heart Rate Variability in Horses and Measures of Symptoms of Post-Traumatic Stress Disorder in Veterans. Journal of Equine Veterinary Science; 2018 64,17–26
29. McKinney C, Mueller MK, Frank N:Effects of Therapeutic Riding on Measures of Stress in Horses. Journal of Equine Veterinary 2015 Science; 35, 922–928. http://dx.doi.org/10.1016/j.jevs.2015.08.015
30. Okeson JP: Management of temporomandibular disorders and occlusion. Mosby Elsevier; 2013,129, Jg. 2023
31. Pferde Gesund Bewegen.de: Entspannter Reiten durch Progressive Muskelentspannung. 2021 https://pferde-gesund-bewegen.de/entspannter-reiten-sitzschulung-durch-progressive-muskelentspannung/
32. Pilger A, Haslacher H, Mayer B, Lackner A, Nassan-Agha S, Nistler S, Stanglmaier C, Endler G, Mikulits A, Priemer I, Ratzinger F, Ponocny-Seliger E, Wohlschläger-Krenn E, Teufelhart M, Täuber H, Scherzer T, Perkmann T, Jordakieva G, Pezawas L, Winker R: Midday and nadir salivary cortisol appear superior to cortisol awakening response in burnout assessment and monitoring. Sci Rep 8, 9151 2018. https://doi.org/10.1038/s41598-018-27386-1
33. Rashid A, Matthews NS, Cowgill H. Physiotherapy in the management of disorders of the temporomandibular joint – perceived effectiveness and access to services: a national United Kingdom survey Br J Oral Maxillofac Surg;2013, 51:52–57
34. Riley JL 3rd, Myers CD, Currie TP, Mayoral O, Harris RG, Fisher JA, et al: Self-care behaviors associated with myofascial temporomandibular disorder pain. J Orofac Pain; 2007,21:194–202
35. Sandeep KV, & Marion Schneider EM: Editorial: Depression: An Insight and Need for Personalized Psychological Stress Monitoring and Management. Journal of Basic & Applied Sciences; 2014,10,177–182
36. Seery R, Wells D: An Exploratory Study into the Backgrounds and Perspectives of Equine-Assisted Service Practitioners. Animals; 2024,14, 347 https://doi.org/10.3390/ani14020347
37. Serpell JA, Coppinger R, Fine AH, Peralta JM: Welfare considerations in therapy and assistance animals 2010 in: Fine AH (edit): Handbook on Animal-assisted Therapy. 2010. https://doi.org/10.1016/B978-0-12-381453-1.10023-6
38. Shi, L.; Sánchez-Guijo, A.; Hartmann, M.F.; Schönau, E.; Esche, J.; Wudy, S.A.; Remer, T. Higher glucocorticoid secretion in the physiological range is associated with lower

bone strength at the proximal radius in healthy children: Importance of protein intake adjustment. J. Bone Miner. Res. Off. J. Am. Soc. Bone Miner. Res. 2015, 30, 240–248. https://doi.org/10.1002/jbmr.2347

39. Strahler J, Skoluda N, Kappert MB, Nater UM: Simultaneous measurement of salivary cortisol and alpha-amylase: Application and recommendations. Neurosci Biobehav Rev. 2017,Dec; 83:657–677. https://doi.org/10.1016/j.neubiorev
40. Torales, J.; O'Higgins, M.; Barrios, I.; Gonzalez, I.; Almirón, M. An Overview of Jacobson's Progressive Muscle Relaxation in Managing Anxiety. Rev. Argent. De Clin. Psicol. 2020, XXIX, 17–23. https://doi.org/10.24205/03276716.2020.748
41. TVT (Tierärztliche Vereinigung für Tierschutz: Nutzung von Tieren im sozialen Einsatz (131.9 Pferde) 2012 https://www.tierschutz-tvt.de/
42. VDT, Verband Deutscher Tierheilpraktiker e.V.: Progressive Muskelentspannung auf dem Pferd. https://www.tierheilpraktiker.de/magazine/mein-tierheilpraktiker/alle-ausgaben/5-2014/progressive-muskelentspannung-auf-dem-pferd 2021
43. Wahlund K, Nilsson IM, Larsson B: Treating temporomandibular disorders in adolescents: a randomized, controlled, sequential comparison of relaxation training and occlusal appliance therapy, J Oral Facial Pain Headache; 2015,29: 41–50
44. Welsch U, Deller T: Lehrbuch Histologie 3. Auflage. München, Elsevier GmbH, 2010
45. Wundrak S, Paul J, Ulrici J, Hell E, Geibel M-A, Bernhardt P, Rottbauer W, Rasche V: Golden ratio sparse MRI using tiny golden angles. Magn Reson Med; 2016, Jun;75(6):2372–8. https://doi.org/10.1002/mrm.25831 Epub 2015 Jul 7.
46. Wundrak S, Paul J, Ulrici J, Hell E, Geibel M-A, Bernhardt P, Rottbauer W, Rasche V: A self-gating method for time-resolved imaging of nonuniform motion. Magn Reson Med;2016, 76(3): 919–25

Danksagung

- Mein herzlicher Dank gilt Prof. Dr. Priv. Doz. Dr. Martin Aigner für seine klare Einordnung der Tiergestützten Therapie in der Zahnmedizin ins interdisziplinäre medizinische Umfeld.
- Ich bedanke mich herzlich bei meinem Betreuer und Dekan der Danube Private University, Prof. Dr. Dr. Ralf Gutwald für die hervorragende und motivierende Betreuung dieser Arbeit über tiergestützte Therapie in der Zahnmedizin, die als Dissertation zum „Doctor of Philosophy“, an der DPU abgeschlossen wurde;
- Der Direktorin Marketing und Management der DPU, Gräfin Stefanie Arco-Zinneberg, für die Möglichkeit an der DPU den Studierenden die Projekte Dens caninus und Dent Horse im Rahmen Ihres zahnmedizinischen Studiums zu vermitteln;
- Professorin Heike von Baum, Institut für Medizinische Mikrobiologie und Hygiene, Universitätsklinikum Ulm für die Unterstützung bei der Umsetzung der hygienischen Anforderungen eines Praxishundes und den Einsatz in der zahnmedizinischen Lehre;
- PD. Dr. Andreas Schwarzkopf für die Kooperation beim QM-Handbuch Dens caninus;
- Prof. Dr. Dr. Alexander Schramm, Ärztlicher Direktor, Klinik für Mund-, Kiefer- und Gesichtschirurgie, Universität Ulm, für die Möglichkeit meiner Weiterbildungen für beide Pilotprojekte u. a. zur Fachkraft tiergestützte Therapie und Reittherapeutin, um die Pilotprojekte Dens caninus und Dent Horse an der Universität Ulm umsetzen zu können;
- Dr. med. vet. Sibylle Ott, animal welfare officer, Universität Ulm, für die Mitarbeit bei der Umsetzung von Tiermedizinischen- und Tierschutzaspekten;

- Dipl. Jur. Ina El Kobbia, Deutsches Kuratorium für Therapeutisches Reiten e.V. (DKThR) für das positive Votum für die Förderung des Pilotprojektes Dent horse durch die Stiftung Löwenbrücke;
- Dr. med. MHBA Daniela Kildal, Chefärztin und Klinikleiterin Spitalzentrum Oberwallis und Dr.-Ing. Dipl.-Phys. Tilmann Kildal für die Probennahmen und Unterstützung beim Projekt Dent Horse der Schweizer Kontrollgruppe;
- Dr. med. dent. Amina Maria Geibel für die wissenschaftliche Unterstützung beim Projekt Dent Horse;
- Professorin Dr. Lucia Jerg-Bretzke und Professor Dr. Steffen Walter, Klinik für Psychosomatische Medizin und Psychotherapie für die wissenschaftliche Unterstüzung bei dem Aspekt Studienstress bei Zahnmedizinstudierenden;
- FN Reitlehrer Tobias Horn für die Umsetzung der Beobachtungen und Messungen bei der Interventionsgruppe der Reiterinnen in Ulm und auch für die Ausbildung der Therapiepferde, die beim Pilotprojekt Dent Horse eingesetzt werden;
- Sönke Steiner von polar, Elektro Gmbh, für die Hilfe bei der Auswertung der HRV Messungen beim Pilotprojekt Dent Horse von Reiterinnen und Pferden;
- Dubravka Lukacin-Heidrich, Study nurse, Universität Ulm für die Unterstützung bei den Stress-Cortisol Speichelmessungen bei den Zahnmedizinstudierenden an der DPU;
- Meinen DiplomandInnen und meiner Bacherlorstudentin, die sich für dieses Thema interessiert und die Buchbeiträge auch nach Studienabschluss angefertigt haben;
- Mario Pala von der Hundeschule Family Dog für die Kooperation bei den DPU Dens caninus Kursen seit 2024;
- Meiner Mutter für ihre unermüdliche Tatkraft;
- Und „last not least“ meinen vier-beinigen Begleitern für ihre Geduld und Aufmerksamkeit.

Ulm, im Oktober 2025 Margrit-Ann Geibel